L'Ostéoporose

Patrick Gepner

L'Ostéoporose

Odile
Jacob

15, rue Soufflot, 75005 Paris

www.odilejacob.fr

ISBN : 2-7381-1403-2
ISSN : 1152-1171

Toute maladie est un événement qui implique des échanges entre trois partenaires : le malade, son entourage, son médecin. La guérison et le mieux-être dépendent de la nature de ces échanges, et de leur renforcement mutuel. On peut vivre seul sa maladie. Mais pour réunir toutes les chances de guérir, mieux vaut être trois partenaires à la combattre.

Chaque titre de cette collection se propose d'informer, aussi complètement et clairement que possible, sur une affection. Comprendre pour pouvoir dialoguer : les rapports entre le médecin, le malade, sa famille ou ses proches en seront facilités ; leur alliance et donc la lutte contre la maladie, renforcées.

C'est aussi un guide pratique, qui fournit des renseignements sur les aides existantes, les aspects administratifs, les adresses à connaître, en bref tout ce qui peut être utile au malade et à ceux qui l'entourent.

É. Z.

COLLECTION « SANTÉ AU QUOTIDIEN »
dirigée par Édouard Zarifian

DÉJÀ PARUS

L'Anxiété, Dr Éric Albert, Dr Laurent Chneiweiss
Bourdonnements et sifflements d'oreille, Dr Martine Ohresser
La Dépression, Dr Dominique Barbier
La Fatigue au quotidien, Pr Jean-Paul Orth
Les Hépatites, Pr Jill-Patrice Cassuto, Dr Brigitte Reboulot
Jours de femme, Dr Anne de Kervasdoué
Le Mal de dos, Dr Patrick Gepner
Le Mal de ventre, Pr Jacques Rogé
La Maladie d'Alzheimer, Hubert Aupetit
La Maladie de Parkinson, Pr Pierre Pollak
Mieux vivre avec l'asthme, Pr Pierre Duroux, Pr Michel de Boucaud, Marie-Dominique Le Borgne
La Migraine, Pr André Pradalier
L'Ostéoporose, Dr Patrick Gepner
Le Petit Livre de la ménopause, Dr Caroline Chaine
La Prostate au quotidien, Dr Patrice Pfeifer
*Les Schizophrénie*s, Catherine Tobin
La Sclérose en plaques, Pr René Marteau
Le Sommeil de votre enfant, Pr André Kahn
Rhume des foins et allergies du nez, Dr Denis Vincent, Dr Lucile Bensignor-Clavel
Ronflement et apnées du sommeil, Dr Chantal Hausser-Hauw, Dr Bernard Fleury, Marie-Frédérique Bacqué

Sommaire

4 - Quand faut-il soupçonner l'existence d'une ostéoporose ?

5 - Comment faire le diagnostic d'ostéoporose ?

6 - Comment protéger ses os ?

7 - Comment refaire de l'os ?

8 - C'est cassé...

9 - Perspectives d'avenir et espoirs déçus

10 - Idées fausses et vrais conseils

Introduction

Vous l'ignorez encore, mais vous êtes peut-être victime d'une fragilisation progressive et insidieuse de votre squelette. Et demain, à la suite d'une chute pourtant bien banale, vous ne vous relèverez pas : vous avez une fracture du col du fémur, et vous saurez alors, mais trop tard, que vous êtes atteint d'une maladie osseuse aussi fréquente que grave : l'ostéoporose.

La maladie ostéoporotique, triste (mais non exclusif) privilège des femmes à la ménopause, est une pathologie des plus communes : en France, 30 % des femmes de plus de 50 ans et 50 % des plus de 75 ans en sont atteintes. Si vous avez 50 ans aujourd'hui, vous avez près d'une (mal) chance sur deux d'être victime d'une ou plusieurs fractures avant la fin de votre existence terrestre. Et la situation ne peut, en théorie, que s'aggraver car, rançon des constants progrès de la médecine, la durée de vie s'allonge régulièrement. Dans notre pays, on déplore chaque année 190 000 nouvelles fractures, dont 50 000 du col du fémur, de loin la plus redoutable. Dans l'année qui suit une fracture du col du fémur, le risque de décès est en effet multiplié par trois. En France, directement ou indirectement, on meurt autant de complications de l'ostéoporose que du cancer du sein.

Sans aller jusqu'à d'aussi terribles conséquences, l'ostéoporose, dans ses manifestations, est lourde de conséquences sur la qualité de vie, qu'elle altère de façon profonde et durable.

La fréquence et la gravité potentielle de l'ostéoporose lui offrent une place de choix dans le peloton de tête des *vrais* problèmes de santé publique, et l'écho qui en est justement donné dans les rubriques « Santé » de la presse écrite et audiovisuelle en témoigne. Ce cri d'alarme lancé *urbi et orbi* par nos médias n'est pas vain car, depuis quelques années, l'ostéoporose ne peut plus être considérée comme une fatalité liée à l'inéluctable vieillissement.

En effet, ses mécanismes sont de mieux en mieux identifiés, son dépistage est possible avant la survenue des redoutables fractures, et des traitements efficaces sortent régulièrement des alambics de l'industrie pharmaceutique afin de les prévenir.

Toutes les conditions sont donc théoriquement réunies pour éviter que l'ostéoporose ne devienne un véritable fléau du XXIe siècle. Pourtant, les statistiques ne sont pas exaltantes et viennent péniblement « doucher » notre enthousiasme : en 2050, l'incidence actuelle des fractures du col du fémur sera multipliée par trois en France.

À vous patients, et à nous médecins, de faire en sorte que ces inquiétantes prévisions soient démenties. Cette prise de conscience collective suppose une inlassable démarche d'information, dans laquelle souhaite s'inscrire cet ouvrage.

1

Histoires d'ostéoporose

« Le squelette était invisible
Au temps heureux de l'art païen ;
L'homme, sous la forme sensible,
Content du beau, ne cherchait rien. »

Théophile GAUTIER, *Émaux et Camées.*

Comme vous allez le lire à travers ces quelques témoignages, la perception de la maladie ostéoporotique diffère bien sûr selon qu'elle est révélée par un dépistage ostéodensitométrique ou, malheureusement, déjà par une fracture. Mais quel qu'en soit le mode de révélation, le retentissement de « l'annonce » sur votre mode de vie est considérable, ce qui est finalement heureux. En effet, ce bouleversement vous amène toujours à vous battre et, soyez-en persuadé, ce véritable combat tourne le plus souvent à votre avantage... surtout s'il débute avant la survenue d'une fracture révélatrice. D'où l'importance majeure du *dépistage* de l'ostéoporose, notion que je m'apprête à tant rabâcher dans cet ouvrage... qu'elle deviendra, je l'espère, une obsession.

Sylvette, 52 ans : de l'importance du dépistage

« Alerté par mes antécédents familiaux de "ménopause précoce", mon gynécologue a demandé régulièrement des dosages hormonaux. Le résultat de ces analyses a confirmé l'installation de ma ménopause au cours de ma quarante-troisième année. J'ai alors débuté un traitement hormonal substitutif, que je suis toujours actuellement et qui me convient très bien. Je n'ai eu aucune bouffée de chaleur, ni aucune prise de poids, ni saute d'humeur. J'ai accepté cette ménopause, je ne me suis sentie ni "plus vieille", ni "moins féminine".

Mais, quatre ans après la mise en route du THS, des douleurs assez diffuses, surtout lombaires et articulaires, ont commencé à m'empoisonner l'existence. Le footing du week-end devenait de plus en plus dur pour moi ; le lendemain, j'étais "cassée". Intérieurement, je me disais que "les années commençaient à se faire sentir".

Les douleurs de dos, aux hanches et aux genoux sont devenues plus ou moins permanentes, lancinantes, mais, en même temps, difficiles à situer. J'avais une sensation de "squelette désarticulé". J'ai fait part à mon gynécologue de toutes ces douleurs qui perturbaient ma vie courante et il m'a alors prescrit ma première ostéodensitométrie. Conclusion : ostéopénie rachidienne. Le radiologue m'a alors conseillé de prendre rendez-vous avec un rhumatologue. Pourquoi un rhumatologue ? Que voulait dire ostéopénie ? J'ai suivi son conseil, mais le rhumatologue en question ne m'a rien expliqué, sinon l'intérêt de manger beaucoup de fromages, de boire du lait, et que nous nous reverrions dans deux ans.

Mon médecin généraliste m'a alors préconisé diverses radiographies, notamment du rachis dorsal et lombaire (diagnostic : discrètes ébauches ostéophytiques, arthrose).

Deux ans plus tard, deuxième ostéodensitométrie. Conclusion : ostéoporose. Le radiologue m'a sérieusement reproché de n'avoir pas fait grand-chose vu les résultats de la première ostéodensitométrie. Je n'ai pas compris ses reproches, ni ce que signifiait le mot "ostéoporose". Le soir même, j'avais rendez-vous chez le gynécologue, qui m'a indiqué un autre rhumatologue. Ce dernier m'a expliqué, en termes clairs et dessins à l'appui, ce qu'est l'ostéoporose et les risques qu'elle fait encourir. Il m'a prescrit un médicament : le Fosamax 10 mg®, à prendre sans exception tous les jours. Dur, dur ! Des effets indésirables sont apparus la semaine suivante : douleur des muscles et des os, ballonnement, brûlures d'estomac. Honnêtement, j'ai eu envie de tout arrêter, me sentant de plus en plus mal. Mais j'ai toutefois continué la prise journalière du comprimé, sauf les jours où les maux de tête étaient trop insupportables. De plus, il faut bien reconnaître que prendre ce comprimé tous les jours sans exception, le matin à jeun, et attendre 30 minutes en restant en position assise ou debout jusqu'à l'absorption des premiers aliments de la journée, ce n'est guère l'idéal lorsque l'on a une activité professionnelle.

Un an plus tard, changement du dosage du Fosamax®. Le rhumatologue me prescrit le comprimé Fosamax 70 mg® à prendre une fois par semaine. Là, c'est le top ! Un comprimé hebdomadaire, c'est génial pour moi qui déteste les contraintes ; surtout, je peux prendre mon petit déjeuner en famille. Deux ans après le début du traitement : troisième ostéodensitométrie. Le rhumatologue constate une nette amélioration ; je me sens beaucoup mieux dans mon corps et par extension dans ma tête. Les douleurs "osseuses" sont très rares, je me remets progressivement au footing, et tous les matins sans exception, je pratique une petite activité de gymnastique pendant vingt minutes environ.

Lors de ma dernière visite chez le gynécologue, il a prononcé une phrase qui m'a fait plaisir : "Vous êtes entre de bonnes mains pour votre ostéoporose, et vous avez réussi à garder un corps jeune. Rien chez vous n'indique une femme ménopausée." »

Nedialka, 61 ans : la fracture révélatrice

« Je me suis toujours cru à l'abri de l'ostéoporose pour les raisons suivantes :
une alimentation basée sur des laitages, des fromages et des yogourts ;
une pratique régulière de la gymnastique, une à trois fois par semaine ;
pas d'antécédent de fracture ni chez mes parents ni chez mes grands-parents ;
un traitement substitutif de la ménopause pris à partir de 48 ans dans de bonnes conditions et bien toléré.

Mais à 59 ans, suite à un très léger choc, je me suis fracturé une côte, ce qui m'a incité à faire une ostéodensitométrie, qui révéla une ostéoporose importante au niveau des fémurs.

Depuis un an et demi, je suis un traitement par Fosamax®. D'ici trois ou quatre mois, je devrai faire une ostéodensitométrie de contrôle pour juger de l'efficacité de ce traitement, que j'ai suivi scrupuleusement.

La découverte de cette maladie n'a pas modifié radicalement mon comportement et mon mode de vie. Néanmoins, j'ai repris un entraînement sportif plus intense (musculation). Je fais plus attention dans mes déplacements et dans l'utilisation des transports. J'évite les lieux publics qui rassemblent beaucoup de monde et je m'efforce de limiter les tâches ménagères dangereuses. »

Marie-José, 58 ans : THS d'accord… mais pas toujours suffisant

« À l'aube de la cinquantaine, ma gynécologue s'est posé la question de l'opportunité d'un traitement substitutif de la ménopause. Du fait de la présence de calcifications dans mes seins, elle a souhaité, avant de prendre sa décision, vérifier l'état de mes os et m'a fait passer une densitométrie osseuse.

Le résultat de cet examen ne s'étant pas révélé très encourageant, elle m'a prescrit la prise épisodique de calcium, qui n'a pas eu l'effet bénéfique escompté. Une nouvelle densitométrie effectuée quelques années plus tard a en effet révélé une aggravation de la situation. Entre-temps, j'avais commencé un traitement substitutif de la ménopause.

Dans ce contexte, ma gynécologue m'a orientée vers un rhumatologue, qui m'a conseillé de commencer un traitement consistant en la prise de calcium le soir au dîner et d'un comprimé d'Actonel® chaque matin au réveil. Je me suis soumise à ces contraintes avec détermination, le plus dur pour moi étant de devoir attendre pour pouvoir prendre mon petit déjeuner puisque c'est la première chose que j'aime faire en me levant le matin.

Dans l'ensemble, j'ai été très assidue et les matins où je n'ai pas pris ce médicament sont restés très exceptionnels, cela se produisant en cas de lever à une heure très matinale pour un départ en voyage par exemple.

Lorsque j'ai passé, au bout de dix-huit mois environ, une nouvelle densitométrie et que le radiologue m'a dit qu'il n'y avait pas d'amélioration, j'avoue avoir été très déçue et avoir connu un moment de découragement. Mon rhumatologue m'a expliqué qu'une non-aggravation était quand même encourageante et j'ai donc continué mon traitement.

L'arrivée en France de l'Actonel 35®, qui ne nécessite plus qu'une seule prise hebdomadaire, a véritablement été pour moi un soulagement et un gain de temps le matin. Toutefois, cette nouveauté a coïncidé pour moi avec l'augmentation de certaines aigreurs d'estomac, et j'ai interrompu le médicament quelques semaines. Je l'ai repris mais j'y associe maintenant chaque jour un comprimé pour protéger l'estomac.

Lorsque j'ai passé une nouvelle densitométrie quelques mois après, j'ai encore été déçue du résultat, annoncé comme stable par le radiologue. J'avoue que j'espérais un effet plus rapide du traitement. Mais mon rhumatologue m'a encore une fois incitée à persister. En fait, j'ai pris conscience de ce que je n'avais peut-être pas suffisamment compris auparavant, à savoir que ce traitement pouvait être d'une très longue durée.

Je me dis qu'il serait ridicule d'arrêter trop tôt car, lorsque je vois la mention "risque de fractures" figurer dans un compte rendu d'examen, je sens une épée de Damoclès au-dessus de ma tête, bien que je ne ressente rien de particulier. Je poursuis donc avec patience et confiance le traitement entrepris. »

Yvette, 65 ans : une ostéodensitométrie faussement rassurante

« Je suis une retraitée de 65 ans, en bonne santé, pratiquant quatre heures de gymnastique par semaine, et je prends depuis plus de douze ans un traitement hormonal de substitution.

En septembre, je l'ai arrêté de mon propre chef. Ma gynécologue m'a alors fortement conseillé de réaliser une densitométrie osseuse. Celle-ci s'est révélée normale.

Quinze jours après cet examen très rassurant, je suis tombée en arrière sur le carrelage de ma cuisine et j'ai immédiatement ressenti une intense douleur dans le bas du dos. Le lendemain, j'étais quasiment grabataire : impossibilité de rester assise ou debout. Des radios n'ont révélé qu'un "discret tassement antérieur du corps de L1, paraissant ancien". Une scintigraphie osseuse a alors été réalisée et a conclu à "une hyperfixation pathologique de L1, correspondant à un tassement récent".

En conséquence, je suis restée allongée six semaines, avec quelques levers limités à la toilette et aux repas. Le recours à la morphine a été nécessaire et a atténué la douleur mais la sensation quasi permanente, même allongée, d'avoir la colonne vertébrale brisée, s'est maintenue pendant toute cette période. Cette douleur constante a provoqué une grande faiblesse, aggravée par le manque d'appétit. Un traitement par Calcitonine® a également été entrepris, non sans effets indésirables.

Au bout de six semaines, j'ai commencé à marcher. La première promenade dans la rue, appuyée sur un bras secourable a été, bien sûr, très lente et surtout angoissante : il fallait affronter la foule et l'état de la chaussée. Enfin, petit à petit, j'ai récupéré une autonomie complète grâce à des cours de gymnastique. Actuellement, depuis neuf mois passés, je n'ai à me plaindre d'aucune séquelle, et j'apprécie quotidiennement d'être à nouveau soutenue solidement par ce que les Chinois appellent si poétiquement "l'arbre de vie". »

2

Qu'est-ce que l'ostéoporose ?

> « La médecine a fait quelques petits progrès dans ses connaissances depuis Molière, mais aucun dans son vocabulaire. »
>
> Marcel PROUST,
> *À la recherche du temps perdu.*

L'apparition de méthodes diagnostiques performantes et de procédures thérapeutiques efficaces contre l'ostéoporose est relativement récente. Jusqu'à la fin des années 1980, cette maladie était réellement la « parente pauvre » de la rhumatologie : son diagnostic reposait alors sur l'usage de la toise et des radiographies, et son traitement se limitait au calcium, à la vitamine D et aux propos rassurants : « C'est fâcheux mais vous n'en mourrez pas... » Le discours médical était donc aussi lénifiant que défaitiste, et l'on se contentait de gérer au mieux les dégâts incontrôlables de la maladie : la messe était dite, l'eau bénite tenant lieu d'unique (et ultime) ressource thérapeutique.

Fort heureusement, cette frustrante attitude contemplative n'est plus de mise ; des progrès constants dans la compréhension des mécanismes de la maladie permettent désormais une approche franchement plus dynamique et gratifiante des problèmes posés par l'ostéoporose.

Définition de l'ostéoporose

Avant l'avènement de la densitométrie osseuse (ou ostéodensitométrie), technique sur laquelle je reviendrai largement, la définition de l'ostéoporose se faisait *a posteriori*, lorsque survenaient des fractures. Cela ne posait pas de cruels problèmes de conscience aux soignants puisque, en tout état de cause, il n'y avait pas de thérapeutiques susceptibles d'en prévenir la survenue. Néanmoins, définir une maladie par les complications auxquelles elle expose pouvait paraître un brin cynique, ou, pour le moins, intellectuellement affligeant. Depuis l'irruption de l'ostéodensitométrie dans notre pratique clinique, la définition de la maladie ostéoporotique a été radicalement modifiée.

En 1991, une réunion d'experts de l'Organisation mondiale de la santé (OMS) a proposé une définition de cette affection, universellement adoptée depuis : « L'ostéoporose est une maladie généralisée du squelette, caractérisée par une diminution de la densité des os et des altérations de leur structure (microarchitecture) entraînant une réduction de la résistance osseuse et donc un risque élevé de fracture. »

Et le T-score est arrivé !

Une petite explication de texte me semble nécessaire. Avant tout, cette définition accorde à l'ostéoporose le statut de « maladie » à part entière, lui épargnant du même coup la consternante étiquette de conséquence attendue et inévitable du vieillissement physiologique.

Surtout, la définition actuelle de la maladie ostéoporotique fait référence à la diminution de la densité osseuse (ou densité minérale osseuse = DMO), paramètre parfaitement quantifiable par l'ostéodensitométrie. La comparaison de la DMO du sujet étudié avec la DMO moyenne d'une population jeune de même sexe, au maximum de son capital osseux, permet de déterminer un rapport, ou T-score. La valeur de ce T-score est déterminante et les fameux experts de l'OMS ont, en 1994, affiné la définition de l'ostéoporose, actuellement basée sur ce T-score (tableau 1).

Tableau 1 : Définition densitométrique du statut osseux en fonction du T-score (OMS, 1994)	
Normal	*T-score jusqu'à – 1 DS (déviation standard) qui correspond environ à 10 % de perte de densité minérale osseuse*
Ostéopénie	*T-score entre – 1 et – 2,5 DS qui correspond environ à 10 à 25 % de perte de densité minérale osseuse*
Ostéoporose	*T-score inférieur à – 2,5 DS : plus de 25 % de perte de densité minérale osseuse*
Ostéoporose sévère	*ostéoporose et fracture*

► Lorsque votre T-score est, par bonheur, supérieur à – 1 DS (déviation standard), votre squelette s'apparente, par sa masse, à celui d'un dinosaure préhistorique et vous ne risquez *a priori* rien… avant quelques millions d'années (du moins au plan osseux !).

► Lorsque votre T-score est compris entre – 2,5 et – 1 DS, vous êtes qualifié(e) d'*ostéopénique*, ce qui ne doit pas être pris pour une insulte, mais demande une surveillance régulière, voire un traitement préventif, surtout si vous êtes affligé(e) de quelques facteurs de risque d'ostéoporose, sur lesquels nous reviendrons.

► Si, malheureusement, votre T-score est inférieur à – 2,5 DS, vous êtes *ostéoporotique* et, première conséquence, vous avez tout intérêt à poursuivre la lecture de cet opuscule (soyez alors assuré(e) de toute ma compassion pour cette pénible épreuve...). Si à ce T-score faible s'associe (nt) une (ou plusieurs) fracture(s), votre ostéoporose est alors qualifiée de sévère.

Mais le T-score n'explique pas tout

Cette définition « quantitative » de l'ostéoporose constitue une avancée décisive dans la stratégie diagnostique et thérapeutique de la maladie. Cependant, elle n'est pas exempte de critiques et il vous faut dès maintenant retenir que le fameux T-score n'explique pas tout. En effet, selon la définition originelle de 1991, la résistance osseuse globale dépend certes de la densité osseuse (reflétée par le T-score densitométrique), qui intervient pour 70 % dans cette résistance, mais également de la microarchitecture de l'os, c'est-à-dire de sa qualité, qui intervient pour 30 %.

Or, comme nous le verrons, ce deuxième paramètre de la définition de l'OMS n'est, pour l'instant, pas exploré en pratique clinique (voir ci-dessous).

Il n'est qu'un facteur de risque... parmi d'autres

De ce fait, un T-score faible doit être interprété comme un facteur de risque, certes majeur, mais pas unique, d'ostéoporose, elle-même considérée comme un facteur de risque de fracture.

Or, par définition, un facteur de risque prédispose au risque *mais n'est pas le risque*. Prenons un exemple : le tabagisme est un facteur de risque prépondérant du cancer du poumon, mais ce n'est pas le seul, et le cancer ne frappe pas systématiquement tout patient fumeur. À l'inverse, le cancer du poumon peut survenir chez un individu n'ayant jamais touché une cigarette. Il en va de même pour l'hypercholestérolémie, facteur de risque d'infarctus du myocarde, ou pour l'hypertension artérielle, facteur de risque d'accident vasculaire cérébral. Pour revenir à l'ostéoporose, un T-score bas, témoignant d'une masse osseuse quantitativement faible, est un facteur de risque d'ostéoporose et de fractures, mais ne l'affirme pas avec certitude, comme l'atteste d'ailleurs la pratique quotidienne : nombreuses sont les patientes effondrées à l'annonce d'un T-score faible, et qui pourtant n'auront jamais de fracture, et loin d'être rares sont celles dont le T-score rassurant est douloureusement contredit par la survenue d'une fracture.

Pour conclure sur la définition actuelle de l'ostéoporose : c'est déjà bien, mais on peut encore beaucoup mieux faire...

Signalons enfin un étrange et fort critiquable paradoxe : le remboursement des traitements les plus efficaces de l'ostéoporose n'est possible que s'il y a déjà eu fracture. Les notions d'ostéoporose densitométrique et de traitement préventif des fractures sont donc apparemment restées lettres mortes pour nos « décideurs », dont le raisonnement, probablement obscurci par de sombres considérations économiques, est resté curieusement figé à l'âge de pierre. Seuls sont remboursés les traitements *a priori* les moins efficaces... Dont acte.

L'os est un tissu vivant

Comprendre les mécanismes de l'ostéoporose et le bien-fondé des traitements qui lui sont opposés suppose de votre part encore un petit effort d'attention. Il vous faut en effet intégrer quelques rudiments de physiologie osseuse.

À quoi sert le squelette ?

Il possède une quadruple fonction.

► La *fonction mécanique* est évidente : le squelette constitue la charpente de l'organisme sur laquelle vont se fixer tendons et muscles, dont la sollicitation va être à l'origine du mouvement. La solidité d'un os et sa capacité de résistance aux traumatismes sont fonction de propriétés de rigidité mais aussi d'élasticité (on dit aussi plasticité).

► La *fonction protectrice* du squelette est aussi évidente : protection du cœur et des poumons au sein de la cage thoracique, ou protection de la moelle épinière au sein de la colonne vertébrale.

► La *fonction de production des cellules du sang* (ou hématopoïèse) est déjà moins connue. La moelle osseuse, contenue au sein de la plupart de nos 206 pièces osseuses, produit en effet de façon ininterrompue les trois types de cellules circulant dans notre sang : globules rouges, globules blancs et plaquettes.

► La *fonction métabolique* enfin est la plus subtile : le squelette peut être assimilé à un réservoir de calcium pour l'organisme, permettant, par le biais d'une régulation hormonale très fine (voir page 30), le maintien d'un taux optimal de calcium dans le sang et dans l'ensemble de nos cellules, au bon fonctionnement desquelles il est indispensable.

De quoi sont faits nos os ?

Une charpente et des tuiles

L'os est un canevas, constitué d'une trame de protéines (principalement du collagène), sur laquelle se déposent des cristaux de calcium. Imaginez un toit : il est fait d'une charpente (équivalent de la trame protéique) sur laquelle sont posées des tuiles (les cristaux de calcium). Même si ces tuiles sont d'excellente qualité et en nombre suffisant, le toit sera défectueux si la charpente est, par exemple, mangée par les termites. C'est exactement ce qui est observé dans l'ostéoporose, pour laquelle le *primum movens* est un défaut de la trame protéique, avec perturbations secondaires de l'agencement des cristaux de calcium.

Os trabéculaire et os cortical

Gardant cette structure de maître charpentier, la nature du tissu osseux varie au sein d'une même pièce osseuse.

► L'*os cortical* (ou os compact), très dense et résistant, est surtout retrouvé à la périphérie (ou corticale) des os longs (fémur ou humérus par exemple) et en moindre quantité autour des os plats (crâne, sternum...) et des os courts (vertèbres, phalanges des doigts...). Il constitue 80 % de la masse totale de votre squelette. L'épaisseur de la corticale des os longs, assez stable chez l'homme, diminue franchement chez la femme à partir de la ménopause. Cette perte osseuse corticale est le principal facteur prédisposant à la fracture du col fémoral.

► L'*os trabéculaire* (ou os spongieux), beaucoup plus fragile que l'os cortical, est constitué par un réseau de fines travées reliées entre elles, un peu comme un nid d'abeilles. Entre les travées se trouve la moelle osseuse, productrice des cellules sanguines. L'os trabéculaire est principalement retrouvé dans la partie centrale des os plats et des vertèbres, ainsi que dans les extrémités des os longs. On estime la perte d'os trabéculaire à près de 50 % entre 20 et 80 ans chez la femme, pour « seulement » 25 % chez l'homme.

Une vertèbre est constituée pour moitié d'os cortical et d'os trabéculaire. Pour le col du fémur, on retrouve 70 % d'os cortical et 30 % d'os trabéculaire. Ces différences de composition expliquent beaucoup de choses, en particulier l'âge différent de survenue des fractures pour ces deux sites, comme nous le reverrons.

Pourquoi et comment perd-on de l'os ?

Contrairement aux apparences, l'os est un tissu vivant, en perpétuel remaniement de notre naissance à notre disparition. Ce remodelage osseux incessant est le fait de deux types de cellules osseuses très spécialisées : les ostéoclastes et les ostéoblastes.

► Les *ostéoclastes,* cellules géantes dotées d'un équipement enzymatique à toute épreuve, sont de véritables bulldozers : ils détruisent l'os ancien, en creusant d'inquiétantes excavations dans la charpente protéique (processus de résorption osseuse). Ces lacunes sont bien visibles à l'examen microscopique d'une coupe d'os.

► Fort heureusement pour notre intégrité, les *ostéoblastes* se mettent courageusement à la tâche pour combler ces lacunes en fabriquant une nouvelle matrice protéique d'excellente qualité : le tissu ostéoïde. Secondairement, ce tissu ostéoïde nouvellement produit fixe les cristaux de calcium (processus de calcification ou minéralisation). Et la boucle est bouclée !

La phase de résorption dure deux à trois semaines, la phase de formation qui lui succède environ trois mois et il faut plus de 100 ostéoblastes pour réparer les dégâts (certes salutaires) d'un seul ostéoclaste.

Dans ce processus de remodelage osseux, les activités de destruction puis de construction sont étroitement couplées dans le temps et dans l'espace, au sein d'unités dites multicellulaires de remodelage. Ce couplage, très finement régulé par de multiples influences hormonales (voir page 30), doit, idéalement, maintenir un état d'équilibre : l'os ancien détruit doit être intégralement remplacé par de l'os jeune, le bilan étant alors nul. En pratique, c'est une tout autre histoire... mais vous devez déjà percevoir les perspectives thérapeutiques offertes par cette notion de couplage entre destruction, que certains médicaments peuvent freiner, et construction, que d'autres sont susceptibles de stimuler.

La masse osseuse varie avec l'âge

Notre parcours terrestre, plus ou moins chaotique, est, au plan osseux, d'une remarquable uniformité, avec deux phases bien définies (fig. 1).

De la naissance à l'âge de 25 ans, c'est la phase de croissance et d'acquisition du capital osseux, culminant au « pic de masse osseuse ». Cette valeur maximale d'os accumulé pendant l'enfance et l'adolescence est déterminante pour la suite de notre histoire squelettique : plus le pic est haut, moins important sera le risque ultérieur d'ostéoporose. Fort logiquement, cette phase de croissance du capital osseux suppose un déséquilibre du processus de remodelage au profit de la formation osseuse et au détriment de sa résorption, le bilan étant alors franchement positif.

Le niveau de hauteur de ce pic, très variable d'un sujet à l'autre est, pour 80 %, inscrit dans notre patrimoine génétique et donc insensible à toute influence extérieure. Pour les moins favorisés génétiquement, la « session de rattrapage », portant sur les 20 % restants, repose sur une activité physique régulière, une alimentation équilibrée, notamment un apport calcique suffisant, et l'éviction de certains produits réputés toxiques pour l'os (entre autres), tels l'alcool et le tabac.

Après 25 ans, la tendance s'inverse et notre capital osseux glisse, aussi physiologiquement qu'inévitablement, sur la pente savonneuse. Le bilan se négative, la résorption de l'os devenant supérieure à sa formation, et ce de façon plus nette pour l'os trabéculaire que pour l'os cortical. Entre 25 et 50 ans, cette perte osseuse est régulière et identique pour les deux sexes, d'environ 0,5 % par an.

Chez l'homme au-delà de 50 ans, la production de testostérone faiblit quelque peu mais ne s'interrompt jamais. Et si l'andropause est une éventualité discutable, elle n'influence en tout cas pas la perte osseuse, qui reste imperturbablement et linéairement d'environ 0,5 % par an jusqu'au décès.

Chez la femme de 50 ans et au-delà, la ménopause, correspondant à l'interruption de la sécrétion ovarienne d'estrogènes, constitue pour le squelette un phénomène particulièrement critique. Entre 50 et 55 ans, la perte osseuse est de 1,5 à 3 % par an, puis entre 55 et 60 ans de 1 à 2 % par an. Dans les dix premières années de la ménopause, une femme de 60 ans a donc perdu 12 à 25 % de son squelette, du fait d'une résorption ostéoclastique très supérieure à la formation ostéoblastique. Pourquoi, au cours de cette période, certaines femmes perdent plus d'os que d'autres ? Cela reste encore un mystère. Enfin, au-delà de 60 ans, la vitesse de perte osseuse se ralentit pour s'établir, comme chez l'homme, à environ 0,5 % par an.

Vous l'avez bien compris : l'ostéoporose est inévitable si, en plus d'un pic de masse osseuse faible à 25 ans, la perte osseuse due à la ménopause se situe à la limite haute de la fourchette. D'où l'importance du dépistage densitométrique de la maladie, sur lequel nous reviendrons longuement.

ÉVOLUTION DE LA MASSE OSSEUSE

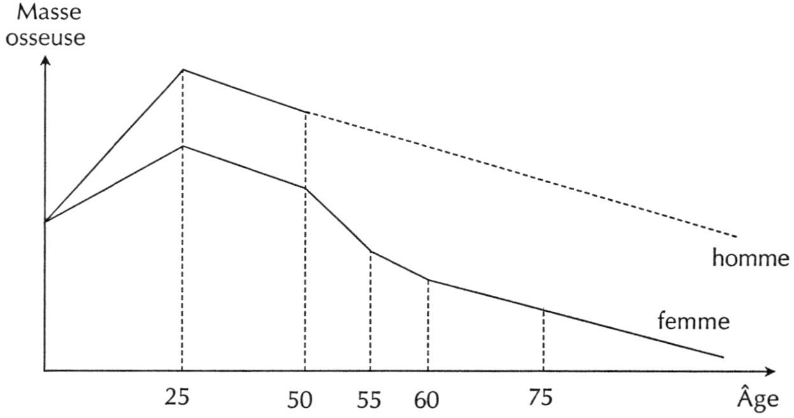

Figure 1 : La masse osseuse varie avec l'âge et le sexe (notez que la masse osseuse d'un sujet même très âgé n'est jamais inférieure à sa masse osseuse à la naissance, mais la caricature a ses raisons que la raison ignore !).

La régulation de la croissance (et de la perte) osseuse

Le processus de remodelage osseux fait l'objet d'une régulation très fine, principalement d'origine hormonale.

Ces influences hormonales sont multiples et complexes car volontiers interdépendantes. Un bref aperçu est néanmoins indispensable car tout dérèglement de la production d'une de ces hormones peut être à l'origine d'une ostéoporose dite « secondaire » (voir page 37), dont la rapidité d'évolution et l'intensité peuvent être dramatiques.

Les estrogènes

À tout seigneur, tout honneur, commençons par les estrogènes, dont vous savez déjà qu'ils sont produits par les ovaires, avec une interruption de leur production à la ménopause. Les estrogènes interviennent dans le métabolisme osseux à plusieurs niveaux :

► Ils agissent directement sur les « frères ennemis » ostéoclastes/ostéoblastes, en diminuant l'activité des premiers et, peut-être, en augmentant celle des seconds. La résultante de leur intervention est donc clairement en faveur de la croissance osseuse, et leur déficit conduit à une perte osseuse rapide. Cette carence estrogénique est certes la principale conséquence de la ménopause chez la femme de la cinquantaine, mais elle est observée dans bien d'autres circonstances : anorexie mentale, arrêt prolongé des règles (aménorrhée) de causes diverses, ménopause précoce, spontanée ou chirurgicale (ablation des ovaires), etc.

► Les estrogènes agissent également de manière indirecte sur le remodelage osseux, par le fait d'une modulation de la sécrétion d'autres hormones (parathormone, vitamine D).

La testostérone

Chez l'homme, les hormones sexuelles, au premier rang desquelles la testostérone, interviennent également sur le niveau du remodelage osseux. De fait, une insuffisance de production de testostérone, secondaire à diverses pathologies (voir page 48), peut être à l'origine d'une authentique maladie ostéoporotique.

Les hormones thyroïdiennes

Synthétisées par la glande thyroïde (située à la base du cou), elles entraînent, lorsqu'elles sont produites en excès (hyperthyroïdie), une accélération du remodelage osseux au principal profit des ostéoclastes, avec ostéoporose secondaire.

La parathormone (PTH)

Synthétisée par les glandes parathyroïdes (au nombre de quatre et situées en arrière de la glande thyroïde), elle joue un rôle central dans le métabolisme du calcium et de l'os. Produite en réponse à toute baisse excessive du taux sanguin de calcium, elle permet de corriger cette anomalie par plusieurs mécanismes, dont une augmentation de l'activité des ostéoclastes, avec libération du calcium osseux et mobilisation vers le secteur sanguin.

La vitamine D

Elle n'a de vitamine... que le nom. Par définition, une vitamine est, selon le *Larousse*, « une substance indispensable à la croissance et au bon fonctionnement de l'organisme, qui ne peut en effectuer lui-même la synthèse ». Cela sous-entend un apport de ladite substance par l'alimentation. Or les sources alimentaires de vitamine D sont rares : poissons gras (thon, maquereau, saumon), jaune d'œuf, beurre essentiellement... et je n'aurai pas la cruauté de rappeler à votre mémoire la sinistre huile de foie de morue, que l'on vous fit sûrement ingurgiter *ad nauseam* dès votre plus tendre enfance.

La rareté de la vitamine D dans l'alimentation n'a en fait pas de réelle importance, puisque l'essentiel de notre besoin vitaminique est couvert par notre propre usine de production : la peau, par la grâce d'une énergie on ne peut plus naturelle — le soleil et ses rayons ultraviolets. La vitamine D ainsi produite subit quelques transformations dans le foie, puis les reins, pour atteindre sa forme la plus active, dont la principale fonction est la régulation de l'absorption intestinale du calcium alimentaire.

La cortisone

Elle intervient également dans le processus de remodelage osseux, en diminuant l'activité de synthèse des ostéoblastes. Tout va bien quand cette hormone reste à des taux sanguins physiologiques, mais rien ne va plus lorsqu'elle est produite en excès par un dérèglement des glandes surrénales ou, surtout, lorsqu'elle est utilisée comme thérapeutique, mais nous y reviendrons.

D'autres facteurs, non hormonaux, peuvent également perturber le bon déroulement du processus de remodelage osseux : activité physique insuffisante, ou, au contraire, excessive, carence en calcium, certaines maladies inflammatoires chroniques... (voir ostéoporoses secondaires).

3

À quoi est due l'ostéoporose ?

« Le physiologiste ou le médecin ne doivent pas s'imaginer qu'ils ont à rechercher la cause de la vie ou l'essence des maladies. Ce serait perdre complètement son temps à poursuivre un fantôme. »

Claude BERNARD,
Introduction à l'étude de la médecine expérimentale.

Pour une même conséquence, en l'occurrence une diminution de masse osseuse éventuellement compliquée de fractures, les causes sont très diverses et l'ostéoporose peut être *primitive* (de loin la plus fréquente) ou *secondaire* à de multiples circonstances ou maladies.

La ménopause, première responsable de l'ostéoporose

En politique comme en droit du travail, les concepts de parité et d'égalité des sexes s'imposent comme une évidence. Si leur application laisse encore beaucoup à désirer, tous les espoirs restent malgré tout permis. Pour l'ostéoporose malheureusement, Mesdames, ne vous faites aucune illusion : vous êtes victimes d'une catastrophique injustice biologique, la ménopause, qui ne connaît pas « officiellement » d'équivalent chez l'homme.

La ménopause correspond à l'interruption de la production des estrogènes par les ovaires, aux environs de la cinquantaine. Cette privation hormonale se traduit par des symptômes perceptibles, plus ou moins gênants : arrêt des règles, bouffées de chaleur, modifications de la peau, troubles de l'humeur, baisse de la libido. La carence en estrogènes est également responsable de manifestations invisibles, mais autrement plus graves : troubles du métabolisme des lipides, mais surtout perturbations du remodelage osseux — la résorption osseuse ostéoclastique s'emballe et l'ostéoformation ostéoblastique ne peut suivre le rythme, d'où perte osseuse rapide et risque d'ostéoporose et de fractures.

Pourtant, comme nous le verrons, cette terrible inégalité hormonale peut être, en partie, réparée grâce à l'existence des traitements hormonaux substitutifs (ou THS), qui permettent de retarder la survenue de ce « cataclysme » osseux.

Mais les ravages de la privation estrogénique peuvent survenir bien avant la cinquantaine, en cas de ménopause précoce (avant 45 ans), spontanée ou induite par l'ablation des ovaires, chirurgicale ou médicamenteuse. C'est également le cas au cours de l'anorexie mentale de l'adolescence, où l'arrêt de production des estrogènes (avec arrêt des règles ou aménorrhée) et les restrictions alimentaires empêchent l'acquisition du pic osseux maximal et aboutissent à la constitution d'une ostéoporose précoce, souvent dramatique et inconstamment réversible malgré le retour à des conduites alimentaires normales.

Les autres causes d'ostéoporose

Par définition, l'ostéoporose est dite « secondaire » lorsque la perte osseuse est due à un « problème » autre que la ménopause, celle-ci constituant, comme vous le savez, un événement attendu et inévitable de la vie génitale féminine.

Les causes d'ostéoporose secondaire sont nombreuses, volontiers intriquées et communes aux deux sexes. Nous ne ferons que survoler les plus fréquentes.

Les maladies hormonales (ou endocrinopathies)

Compte tenu des mécanismes de régulation du remodelage osseux envisagés plus haut, il est évident que tout dérèglement de production d'une hormone impliquée dans le métabolisme osseux ne restera pas sans conséquence sur la résistance du squelette.

L'HYPERTHYROÏDIE (OU FONCTIONNEMENT EXCESSIF DE LA GLANDE THYROÏDE)

Elle entraîne une perte osseuse rapide par excès de résorption ostéoclastique (voir page 28). Cette perte concerne plus particulièrement l'os cortical et s'avère en grande partie réversible après guérison de la maladie thyroïdienne.

L'HYPERPARATHYROÏDIE PRIMITIVE

Elle résulte de la production excessive et inappropriée de l'hormone parathyroïdienne (ou parathormone, ou PTH), le plus souvent du fait d'un adénome parathyroïdien, tumeur bénigne siégeant sur une des quatre glandes parathyroïdes.

L'adénome sécrète la PTH qui échappe à la régulation normalement exercée par le niveau du calcium dans le sang (ou calcémie). L'hyperparathyroïdie primitive est plus fréquente chez la femme, notamment après la ménopause. Le dosage systématique de la calcémie, incontournable au cours des fameux « check-up », permet de dépister l'hyperparathyroïdie avant la survenue de manifestations cliniques[1]. Or la PTH agit de façon physiologique, nous l'avons vu, en stimulant l'activité des ostéoclastes « mangeurs d'os ». L'excès pathologique de PTH conduit à un excès de résorption ostéoclastique et donc à une ostéoporose, prédominant sur l'os cortical.

Lorsque le diagnostic d'hyperparathyroïdie est établi biologiquement, une évaluation ostéodensitométrique est impérative. Si elle met en évidence une perte osseuse importante, le chirurgien enlèvera la glande parathyroïde pathologique. Cette intervention est toujours délicate, même si l'adénome a été très précisément repéré avant ouverture. Après l'opération, les chiffres de masse osseuse montent rapidement, mais compensent rarement la totalité de la perte.

L'INSUFFISANCE EN HORMONES SEXUELLES (OU HYPOGONADISME)

L'hypogonadisme correspond à l'insuffisance ou à l'arrêt de production des hormones sexuelles.

Chez la femme, de nombreuses situations, en dehors de la ménopause, provoquent une chute, transitoire ou définitive, partielle ou totale, de la production ovarienne d'estrogènes. La conséquence clinique « visible » est la disparition des règles (ou aménorrhée).

L'anorexie mentale

Dans ce contexte, et au risque de me répéter, la pathologie la plus dramatique pour l'os est sans conteste l'anorexie mentale, qui frappe près de 1 % des adolescentes. Les autorestrictions alimentaires entraînent une perte de poids sévère, à l'origine d'une chute de la produc-

1. En effet, si l'on constate une élévation du taux de calcium sanguin (ou hypercalcémie), le diagnostic d'hyperparathyroïdie est confirmé par le dosage de la parathormone plasmatique, qui est anormalement augmentée.

tion d'estrogènes, dont les taux sanguins sont alors équivalents à ceux retrouvés en post-ménopause, c'est-à-dire quasiment nuls. Cette carence estrogénique majeure est à l'origine de l'arrêt des règles et du développement précoce d'une ostéoporose grave, affectant de façon équivalente l'os cortical et l'os spongieux. L'ampleur de la perte osseuse fait également intervenir la malnutrition, les carences en calcium, un excès de production de cortisone endogène, un tabagisme souvent associé, etc.

L'ostéoporose est d'autant plus grave que l'anorexie a commencé précocement (avant l'acquisition du « pic de masse osseuse »), que l'amaigrissement est important et que l'aménorrhée est prolongée.

L'évaluation densitométrique révèle volontiers une perte osseuse supérieure à 30 % de la masse osseuse attendue pour une adolescente « normale » de même âge. Cet effondrement densitométrique peut annoncer la survenue d'authentiques fractures, y compris du col fémoral, dont il faut souligner la survenue tardive (au-delà de 75 ans...) au cours de l'ostéoporose « classique » post-ménopausique.

La perte osseuse de l'adolescente anorexique peut être en partie corrigée par un traitement estrogénique substitutif. En pratique, le retour à une alimentation normale offre les meilleures chances de récupération osseuse, avec remontée du poids et réapparition des règles, témoignant d'une reprise de l'activité ovarienne. Malgré tout, la correction de la perte osseuse est rarement complète, même lorsqu'il y a eu récupération pondérale. Ainsi, les femmes qui ont eu des antécédents d'anorexie au cours de l'adolescence ont une fragilité squelettique tout au long de leur existence (et surtout, bien sûr, au-delà de la ménopause).

Trop de sport

Une autre situation d'hypogonadisme très surprenante est également observée chez l'adolescente et la jeune femme. Alors que vous allez lire et relire dans cet ouvrage que l'activité physique est bénéfique pour l'os, aussi bien chez l'enfant en croissance que chez le sujet âgé, vous allez également avoir confirmation que « le mieux est l'ennemi du bien ». En effet, une activité sportive trop intense, comme par exemple une pratique « débridée » du marathon, peut, chez l'adolescente, entraîner un arrêt prolongé des règles, avec des conséquences osseuses identiques à celles de l'anorexie mentale. Point trop n'en faut et le sport, comme l'alcool (et autres vices), doit être « consommé avec modération ».

D'autres causes d'aménorrhée prolongée produisent les mêmes effets osseux, toujours par le biais d'une réduction de la production d'estrogènes. Mais n'oubliez tout de même pas que la carence estrogénique la plus profonde et la plus durable, puisque irréversible, est bien celle que procure la ménopause...

La production anormale de cortisone

L'hypercorticisme (ou hypercortisolisme) correspond à une production anormale de cortisone, le plus souvent par une tumeur des glandes surrénales (maladie de Cushing). Cet hypercorticisme est à l'origine d'une perte osseuse profonde, mais en grande partie réversible après traitement de la pathologie surrénalienne. En tout état de cause, il s'agit de situations très exceptionnelles au regard de la fréquence des hypercorticismes iatrogènes, observés au cours des traitements par corticoïdes...

Les traitements par cortisone

On parle de *pathologie iatrogène* quand une maladie est directement imputable à une intervention humaine, par exemple l'administration d'un médicament, un acte diagnostique ou encore un geste chirurgical. Une pathologie iatrogène est éventuellement prévisible, mais pas toujours évitable. Dans ce contexte, certains traitements médicamenteux peuvent entraîner la survenue d'une perte osseuse iatrogène.

L'ostéoporose est la complication la plus fréquente, sinon la plus grave, des traitements par corticoïdes (ou corticothérapie). Les corticoïdes sont utilisés, de façon prolongée et à fortes doses, dans de très nombreuses pathologies inflammatoires chroniques :

— maladies rhumatismales (polyarthrite rhumatoïde, maladie de Horton, arthrite chronique juvénile) ;

— maladies pulmonaires (asthme) ;

— maladies digestives (maladie de Crohn, rectocolite hémorragique) et hépatiques (hépatites chroniques) ;

— maladies neurologiques (sclérose en plaques) ;

— maladies cutanées, rénales... et cette liste est bien loin d'être exhaustive.

Dans toutes ces maladies inflammatoires chroniques, le recours à la cortisone est indispensable et, souvent, salvateur. Mais la médaille corticoïde a ses revers, dont la perte osseuse n'est pas le moindre. La cortisone induit en effet une ostéoporose vraie, portant surtout sur l'os trabéculaire, par plusieurs mécanismes associés :

— diminution de l'absorption du calcium alimentaire par la muqueuse digestive et augmentation de son élimination urinaire ;

— augmentation de l'activité des ostéoclastes ;

— réduction de la maturation et de l'activité des ostéoblastes.

La perte osseuse est pratiquement inéluctable et s'avère particulièrement grave chez l'enfant en croissance et la femme ménopausée. Cette déperdition osseuse est précoce, maximale au cours de la première année où elle peut atteindre 40 % du capital osseux de départ. L'ampleur de cette perte est cependant imprévisible, avec une grande variabilité de la « sensibilité » osseuse aux corticoïdes d'un individu à l'autre, et aucun paramètre ne permet de prédire le degré de sensibilité d'un patient donné avant la mise en route de la corticothérapie.

Disons néanmoins que le risque de développer une ostéoporose est d'autant plus grand que la dose cumulée de corticoïdes est importante et que la durée du traitement est prolongée.

Que faire ?

Malheureusement, fortes doses et longues durées de traitement sont difficilement évitables pour la plupart des pathologies chroniques nécessitant le recours aux corticoïdes. Les patients, déjà fragiles et suffisamment éprouvés, n'ont pourtant pas vraiment besoin de l'épreuve supplémentaire que représente l'ostéoporose cortisonique. Or ce risque osseux peut être, sinon complètement prévenu, du moins largement minimisé par quelques précautions élémentaires :

► Rechercher la dose minimale efficace, suffisante pour assurer un bon contrôle de la maladie inflammatoire. Bien que l'on ne connaisse pas avec certitude la posologie quotidienne de cortisone permettant d'assurer un « risque zéro » d'ostéoporose, de nombreux travaux sont concordants pour établir un risque faible ou nul en dessous de 7,5 mg/jour de prednisone (Cortancyl®). Dans le même esprit, le recours à certains traitements dits « épargneurs en corticoïdes » doit toujours être préconisé, et les traitements corticoïdes locaux (infiltrations articulaires en rhumatologie, dermocorticoïdes en dermatologie, corticoïdes inhalés en pneumologie) doivent être préférés à la corticothérapie orale.

► Évaluer par densitométrie le statut osseux avant le début du traitement.

► Assurer un apport calcique suffisant, les besoins en calcium (voire en vitamine D) étant supérieurs chez les sujets recevant des corticoïdes du fait des troubles du métabolisme calcique qu'ils induisent (voir page 41).

► Mettre en route un traitement hormonal substitutif chez les femmes ménopausées, en l'absence de contre-indications bien sûr.

► Associer un traitement par bisphosphonates (voir page 129), dont l'efficacité préventive sur la perte osseuse cortico-induite a été confirmée par de nombreux travaux[1].

1. Cette indication préventive figure d'ailleurs dans le libellé d'AMM (Autorisation de mise sur le marché) du risédronate (voir page 133).

N'ayez pas peur pour autant des corticoïdes !

Attention, l'ostéoporose n'apparaît que dans les corticothérapies prolongées (plus de six mois) et à fortes doses (> 7,5 mg/j), et non dans le traitement bref, prescrit pour une sinusite ou une allergie, et encore moins pour l'infiltration d'un genou arthrosique ou d'une tendinite de l'épaule.

D'autres traitements, lorsqu'ils sont prescrits longtemps, sont susceptibles de se compliquer d'une perte osseuse, voire d'une authentique ostéoporose :

— héparine ;
— antiépileptiques (Gardénal®, Phénylhydantoïne®) ;
— anti-androgènes, hormones thyroïdiennes.

En réalité, ces traitements sont exceptionnellement toxiques pour l'os, par comparaison aux corticoïdes.

Malgré leur inquiétante dénomination, les « inhibiteurs calciques », médicaments prescrits pour le traitement de l'hypertension artérielle et de l'angine de poitrine, n'ont aucun effet sur l'os et le métabolisme phospho-calcique.

Comment l'alcool et le tabac peuvent être toxiques pour les os

L'ALCOOL

L'alcool est un toxique pour le tissu osseux, de même qu'il l'est, ce qui est plus connu, pour le foie ou le système nerveux. Rassurez-vous, je ne parle pas ici du doigt de porto dominical (ni même quotidien), mais de l'éthylisme chronique, où l'alcool est élevé au rang de poison mortel. La perte osseuse induite par l'alcool reconnaît plusieurs mécanismes :

► Diminution de l'activité ostéoblastique ostéoformatrice.

► Réduction des apports alimentaires, notamment en calcium et en vitamine D, le métabolisme de cette dernière étant de plus perturbé par l'insuffisance hépatique.

► Altération de l'absorption intestinale du calcium.

► Diminution de la production de testostérone chez l'homme et des estrogènes chez la femme.

► Enfin, l'alcool, à l'origine de troubles de la marche et de l'équilibre, favorise les chutes, et donc les fractures, en particulier des vertèbres et du fémur.

Malgré l'étendue des dégâts, tout n'est cependant pas perdu pour l'éthylique chronique « repenti ». Le sevrage alcoolique s'accompagne d'une réversibilité importante, sinon complète, de la perte osseuse.

Le tabac

Le tabagisme, volontiers associé à l'intoxication alcoolique chronique, est également toxique pour l'os, du fait principalement des perturbations hormonales qu'il favorise. Ainsi, la cigarette, par un mécanisme aussi obscur que l'est la liste exacte de ses composants, accélère le métabolisme hépatique des estrogènes et abaisse l'âge de la ménopause.

De plus, les fumeuses sont plus minces que leurs consœurs non tabagiques et font moins d'exercice physique, rajoutant encore d'autres facteurs de risque de perte osseuse. Mais, ne voulant à aucun prix plagier Zola et transformer cet ouvrage en déprimante copie de *L'Assommoir*, permettez-moi, Mesdames, de vous livrer ici deux petits scoops bien sympathiques :

► Pour l'os en tout cas, quelques rondeurs sont largement préférables à une maigreur ascétique. En effet, le tissu adipeux (très vulgairement appelé masse grasse) intervient favorablement dans le métabolisme des estrogènes, en participant pour une part à leur production et à leur stockage.

► D'autre part, après la ménopause, l'alcool, à consommer avec modération comme il est dit, favorise la production endogène d'une petite quantité d'estrogènes, toujours bonne à prendre pour l'os en période de disette hormonale.

Ainsi, la prévention de l'ostéoporose vous fournira enfin la scientifique justification que vous attendiez à votre discrète mais irréductible surcharge pondérale, ainsi qu'au rite convivial de l'apéritif.

Un excès d'immobilisation

À tout âge, une activité physique « raisonnable » participe au maintien de l'équilibre entre construction et destruction du tissu osseux. La preuve en est fournie par les conséquences de l'immobilisation sur le capital osseux. Si l'immobilisation est complète, comme cela est observé chez les patients tétraplégiques (paralysie des quatre membres consécutive à une blessure de la moelle épinière au cou), la perte osseuse, liée à une accélération de la résorption ostéoclastique, est rapide et sévère, à l'origine de fractures spontanées de survenue précoce. Cette ostéoporose particulièrement grave est irréversible.

Lorsque l'immobilisation est incomplète et/ou transitoire, la perte osseuse est certes moindre, mais peut quand même atteindre 10 % du capital osseux initial en un mois. Même modérée, cette perte peut néanmoins devenir franchement critique lorsque, par exemple, elle complique une immobilisation pour fracture... d'origine ostéoporotique.

La vie en apesanteur, à l'occasion des vols spatiaux prolongés, s'apparente à une immobilisation relative, du fait de la quasi-absence de sollicitations mécaniques des muscles et tendons sur le squelette. De fait, les évaluations ostéodensitométriques réalisées chez les spationautes au retour sur Terre révèlent une perte osseuse atteignant 2 % par mois. Cette perte osseuse est complètement réversible après quelques semaines de reprise des activités habituelles.

La polyarthrite rhumatoïde

La polyarthrite rhumatoïde est le plus fréquent des rhumatismes inflammatoires chroniques, mais d'autres maladies rhumatismales sont susceptibles de générer une perte osseuse (arthrite chronique juvénile, rhumatisme psoriasique, spondylarthrite ankylosante, etc.). Celle-ci est plurifactorielle, due à :

► L'inflammation générale, avec production de substances chimiques (les cytokines) capables d'activer exagérément les ostéoclastes.

► La réduction d'activité physique qu'entraînent les douleurs articulaires.

► La corticothérapie prolongée, élément le plus souvent incontournable du traitement de ces maladies rhumatismales.

De plus, la polyarthrite rhumatoïde, pathologie à forte prédominance féminine, débute volontiers aux environs de la ménopause...

Autant dire que l'ostéoporose est un tourment supplémentaire quasiment inévitable chez les patientes atteintes de polyarthrite rhumatoïde, justifiant des efforts redoublés de dépistage et de prévention.

Et d'autres maladies...

Fréquente dans les pathologies précédemment citées, l'ostéoporose survient également dans d'autres maladies chroniques (digestives, hépatiques, rénales, pulmonaires...), liée à plusieurs facteurs : syndrome inflammatoire chronique, carences nutritionnelles (calcium, vitamine D), diminution de l'absorption digestive du calcium et/ou augmentation de son élimination urinaire, réduction d'activité physique, traitements prolongés par corticoïdes, etc.

Point n'est besoin d'entrer dans le détail de ces maladies, dont la liste interminable s'apparente à la table des matières du *Larousse médical*. Il me paraît beaucoup plus important de souligner deux points essentiels :

► Dans toute maladie susceptible de se compliquer d'une perte osseuse exagérée, il faut impérativement faire un diagnostic d'ostéoporose afin de mettre rapidement en œuvre des stratégies thérapeutiques adaptées. Plus encore qu'au cours de l'ostéoporose liée à la ménopause, la prévention des fractures est en effet une nécessité absolue lorsqu'il y a ostéoporose « secondaire », du fait de l'extrême gravité des complications survenant chez des patientes déjà diminuées et affaiblies par la maladie causale.

► Par ailleurs, avant de décréter arbitrairement, chez une femme au-delà de 50 ans, la responsabilité de la ménopause à l'origine de son ostéoporose, il faut toujours s'assurer de l'absence d'une autre cause de perte osseuse, volontiers surajoutée et justifiant un traitement particulier (endocrinopathie par exemple). Cette recherche systématique d'ostéoporose secondaire repose sur un examen clinique soigneux et des examens biologiques appropriés, sur lesquels nous reviendrons.

En résumé

La proportion d'ostéoporoses « secondaires » varie selon le sexe et l'âge. Chez l'homme, de même que chez la femme avant 50 ans, les causes les plus fréquentes sont les situations d'hypogonadisme, les traitements corticoïdes prolongés et l'alcoolisme chronique.

Dans l'autre moitié des cas, aucune cause définie n'est retrouvée, et on invoque alors des facteurs génétiques et l'accumulation éventuelle de facteurs de risque.

Chez la femme au-delà de 50 ans, l'ostéoporose est, dans plus de 90 % des cas, « primitive », consécutive à la carence estrogénique de la ménopause, ce qui n'exclut pourtant pas la recherche d'une (ou plusieurs) cause(s) associée(s) de perte osseuse, nécessitant un traitement adapté.

L'homme est privilégié, mais pas épargné

Cet ouvrage, à vous principalement destiné mesdames, pour les raisons que vous connaissez maintenant, ne doit pas être pour autant interdit aux hommes avec la même exclusive qu'un spectacle de Chippendales. En effet, outre le fait que vos compagnons s'intéressent sûrement à votre sort en général, et à votre masse osseuse en particulier, ils ne sont pas, eux-mêmes, complètement à l'abri d'une ostéoporose, avec les mêmes conséquences. Ainsi, 20 % de l'ensemble des fractures vertébrales et 30 % des fractures du col fémoral surviennent chez l'homme.

La protection relative que procure le sexe masculin vis-à-vis de l'ostéoporose tient à plusieurs raisons :

► Le pic de masse osseuse est plus élevé (environ 30 %) chez l'homme que chez la femme. Cette différence fait intervenir des facteurs génétiques (l'homme est programmé pour avoir un squelette plus volumineux) et environnementaux (habitudes alimentaires différentes, activités physiques plus importantes chez l'homme...).

► La perte osseuse de la ménopause, liée à la brutale carence estrogénique, ne connaît pas d'équivalent chez l'homme, dont la production de testostérone diminue certes l'âge venant, mais de façon très progressive, et sans jamais s'interrompre complètement.

► Cette fameuse injustice hormonale est cependant compensée par le fait que l'espérance de vie reste désespérément plus courte chez l'homme que chez la femme. Or, le risque de fracture augmentant exponentiellement avec l'âge dans les deux sexes, on peut résumer de façon lapidaire en disant que l'homme ne vit pas assez longtemps pour développer une ostéoporose sévère. À toute chose, malheur est bon...

Rappelons enfin que l'ostéoporose masculine est, dans 50 % des cas, secondaire à une ou plusieurs causes qu'il faut identifier, les plus fréquentes étant l'hypogonadisme, en l'occurrence une insuffisance de production testiculaire de testostérone (ou hypoandrogènie), les traitements corticoïdes et l'alcoolo-tabagisme.

4

Quand faut-il soupçonner l'existence d'une ostéoporose ?

« Les gens bien portants sont des malades qui s'ignorent. »

Jules ROMAINS, *Knock*.

Vous devez légitimement redouter l'existence d'une ostéoporose dans deux situations bien distinctes. Dans le premier cas, vous avez été victime d'une fracture, quasi spontanée ou à la suite d'un traumatisme modéré et témoignant d'une fragilité osseuse excessive. Cette fracture signe assurément l'existence d'une ostéoporose, quels que soient les résultats de la densitométrie osseuse (qu'il faut pourtant réaliser, comme je vous l'expliquerai).

Dans le second cas, il n'y a pas eu fracture mais vous présentez un ou plusieurs facteurs de risque d'ostéoporose, sonnant comme autant de signaux d'alarme et justifiant absolument la réalisation d'une ostéodensitométrie.

Enfin, très concernées par votre santé, et heureusement alertées par votre entourage, vos médecins, vos (saines) lectures, etc., vous êtes de plus en plus nombreuses à demander de votre propre chef à bénéficier d'une densitométrie osseuse, en particulier à la ménopause... et vous avez infiniment raison !

Quand ça casse !

Dès lors, l'ostéoporose n'est plus à craindre, puisqu'elle existe déjà, mais à expliquer et à gérer. Comme vous le savez, la vraie (et la seule) gravité de cette maladie réside dans l'augmentation du risque de fracture, et ce risque n'est pas mince. Selon une grande étude américaine, celui-ci (tous sites confondus), à partir de 50 ans et pour le temps restant à vivre, est de 40 % chez la femme et 13 % chez l'homme.

Parmi les fractures de l'ostéoporose, trois sites privilégiés se partagent le podium : le poignet, la colonne vertébrale (ou rachis) et l'extrémité supérieure du fémur (ESF). À côté de ces trois vedettes, d'autres sites fracturaires figurent également au « tableau d'honneur » : extrémité supérieure de l'humérus, côtes, bassin. Finalement, tous nos os sont susceptibles de se casser par le fait d'une fragilité anormale, sauf quelques exceptions : la voûte crânienne, les os de la face et la colonne vertébrale cervicale.

Mais comment détermine-t-on qu'une fracture est d'origine ostéoporotique ? En fait, tout dépend de la violence du traumatisme à l'origine de la fracture. Il ne viendrait à personne l'idée d'évoquer le diagnostic d'ostéoporose devant une fracture de la clavicule chez un pilier de rugby de 20 ans, à la suite d'un plaquage un peu « viril », ou d'une fracture du fémur chez une écuyère maladroite de 35 ans. À l'inverse, occulter ce diagnostic chez une femme de 65 ans, dont une vertèbre lombaire a brutalement cédé après le soulèvement d'un pot de bégonia, s'apparenterait à un crime de non-assistance à personne en danger.

En fait, on évoque la fracture ostéoporotique lorsqu'elle survient, chez une personne de plus de 50 ans, quasi spontanément ou pour un traumatisme mineur, dont l'importance est inférieure ou égale à celle d'une chute de sa hauteur.

La fracture du poignet

Il s'agit en fait d'une fracture de l'extrémité inférieure du radius (également appelée *fracture de Pouteau-Colles*). En 1990, une grande étude épidémiologique française faisait état de 35 000 nouvelles fractures du poignet liées à l'ostéoporose sur l'ensemble de l'année. À partir de 50 ans, le risque pour une femme de se fracturer le poignet est de 16 % (et 2,5 % pour l'homme).

En pratique, cette fracture du radius est une complication précoce de l'ostéoporose, surtout constatée dans les dix ans suivant la ménopause. Au-delà de 60 ans, la fréquence de cette complication fracturaire n'augmente plus. Pourquoi ? Parce que la fracture du poignet est une fracture de la femme (encore) dynamique et (toujours) pressée, dont la marche vibrionnante est brutalement interrompue par une chute en avant, freinée par une réception hasardeuse sur la paume de la main.

En tout état de cause, une fracture du poignet chez une quinquagénaire « bien sous tous rapports » doit être interprétée comme un signal d'alarme (on appelle cette complication : la fracture « sentinelle ») et justifier absolument la réalisation d'une ostéodensitométrie. Cet examen confirmera l'existence d'une authentique ostéoporose dans 30 % des cas.

Le diagnostic de la fracture de Pouteau-Colles n'est pas un problème : le poignet est douloureux, gonflé et inutilisable. Les radiographies du poignet de face et de profil viendront facilement confirmer l'évidence, en montrant le trait de fracture et l'importance du déplacement. Le pronostic vital de cette fracture est excellent : on ne meurt bien sûr pas d'un poignet cassé. Mais le pronostic fonctionnel l'est bien moins. Si, à six mois de la fracture, la moitié des patientes s'estime parfaitement rétablie, la situation est moins rose pour l'autre moitié : la main est douloureuse, gonflée et difficilement utilisable (on parle alors d'a*lgodystrophie*) et le poignet reste limité dans sa mobilité (arthrose postfracturaire). Surtout, cette fracture est volontiers annonciatrice d'événements plus funestes, avec, en particulier, un risque franchement accru de fracture de l'extrémité supérieure du fémur au-delà de 75 ans.

> Un bon conseil : si vous avez été victime d'une fracture du poignet, habilement réparée par un chirurgien orthopédique certes compétent en traumatologie mais pas forcément au fait des problèmes de l'ostéoporose, osez « le geste qui sauve » : filez dare-dare chez votre radiologue, son ostéodensitomètre vous y attend.

Le « tassement vertébral » : une fracture volontiers silencieuse

La fracture des vertèbres (FV), également appelée « tassement vertébral », concernerait 50 000 à 150 000 patients par an. Ce flou, bien peu artistique, tient au double fait que les fractures vertébrales se font silencieusement, sans douleurs, dans deux tiers des cas et que, lorsqu'elles se manifestent bruyamment, elles ne justifient pas forcément une hospitalisation (environ 10 % des cas), échappant ainsi au « recensement ». L'incidence de la fracture vertébrale augmente régulièrement à partir de la ménopause et le risque de se casser une vertèbre pour une femme à partir de 50 ans et pour le temps lui restant à vivre est de 16 % (5 % chez l'homme).

Comment être sûr qu'il s'agit d'une fracture liée à l'ostéoporose ?

La fracture vertébrale peut survenir sans facteur déclenchant bien identifié, quasi spontanément, ou succéder à une chute banale, un faux mouvement, un effort de soulèvement, voire un accès de toux ou, comme je l'ai observé une fois, un fou rire... qui se termine en crise de larmes. La fracture, lorsqu'elle s'exprime cliniquement (un tiers des cas), se traduit par une douleur vertébrale aiguë, dorsale ou lombaire, classiquement caractérisée par sa brutalité et son intensité, laissant au sens propre du terme « sur le carreau » du fait d'une impossibilité à se relever. Bien sûr, tous les intermédiaires sont possibles entre cette expression clinique apocalyptique et la fracture complètement silencieuse, inapparente et découverte fortuitement.

Mais, quelle que soit son intensité, la douleur de la fracture vertébrale ostéoporotique garde un rythme « mécanique » : elle est soulagée par la position allongée et augmentée par la mise en charge. Surtout, elle ne réveille pas la nuit, par opposition à la douleur de rythme « inflammatoire », plus inquiétante car révélatrice de pathologies osseuses bien plus graves. Par ailleurs, la fracture vertébrale ostéoporotique ne se complique jamais de compression des structures nerveuses siégeant au sein du canal vertébral (moelle épinière et racines nerveuses).

En effet, même si le tassement est important, il respecte le mur postérieur du corps vertébral (*cf.* fig. 2) et donc les structures nerveuses adjacentes. Ainsi, en cas de fracture vertébrale d'origine ostéoporotique : mal de dos, oui éventuellement, mais sciatique non. Enfin, la douleur de la fracture vertébrale ostéoporotique évolue, spontanément ou sous traitement, vers l'amélioration progressive, constatation bien agréable pour le patient et très rassurante pour son médecin.

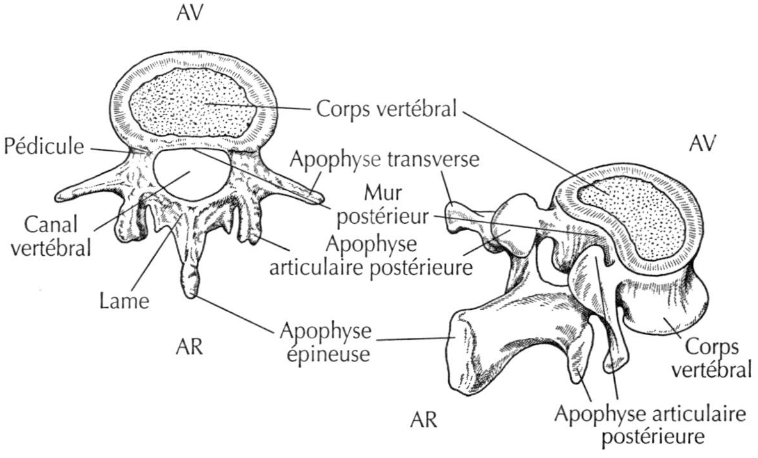

Figure 2 : Vue d'une vertèbre isolée, de dessus et de trois quarts arrière

Faut-il faire un examen ?

Le diagnostic formel de la fracture vertébrale passe obligatoirement par l'imagerie : radiographies standards et, en cas de doute sur l'origine ostéoporotique « bénigne » de la fracture, examens plus sophistiqués, tels que scintigraphie osseuse, scanner ou imagerie en résonance magnétique (voir page 84).

Fait très important, la fracture vertébrale ostéoporotique n'est observée qu'à la colonne vertébrale lombaire et dorsale, en dessous du niveau de la 4e vertèbre dorsale (D4). La fracture d'une vertèbre cervicale ou dorsale au-dessus de D4 est, en dehors d'un contexte traumatique évident, extrêmement suspecte de pathologie sévère, bien plus grave que l'ostéoporose (voir page 81).

En tout état de cause, la fracture vertébrale est, parmi les fractures « vedettes » de la maladie ostéoporotique, la seule dont l'origine effectivement ostéoporotique et bénigne peut être difficile à affirmer, justifiant alors diverses explorations biologiques et d'imagerie que nous envisagerons plus loin.

En quoi le tassement vertébral est-il grave ?

Le pronostic fonctionnel des tassements vertébraux n'est pas franchement bon, surtout s'ils sont multiples : la taille diminue et le dos se voûte (cyphose dorsale), en même temps que la cambrure lombaire augmente (hyperlordose lombaire). Ces modifications des courbures rachidiennes sont à l'origine de douleurs dorsales et lombaires chroniques, ainsi que de perturbations « viscérales » : diminution de la capacité respiratoire avec essoufflement, reflux œsophagien, impression de compression abdominale. En bref, les fractures vertébrales altèrent significativement la qualité de vie et pourraient même, selon certains travaux, être associées à un excès de mortalité. Mais surtout, une première fracture vertébrale constitue un événement capital dans l'évolution de la maladie ostéoporotique, puisqu'elle en multiplie par quatre le risque d'en faire une seconde et par deux celui de se casser le col du fémur.

Ces statistiques appellent deux conclusions : la première est qu'il faut tout faire pour éviter cette première fracture vertébrale, d'où l'importance du dépistage et des traitements préventifs. La seconde est qu'une première fracture vertébrale n'est pas une condamnation à mort mais un motif supplémentaire de se battre contre la maladie et faire mentir les chiffres : la puissance des traitements curatifs actuels en autorise l'espoir. Aussi, refusez la fatalité et fuyez les médecins défaitistes qui, assez cyniquement dans le cas présent, vous affirment froidement que « ça va bien finir par se tasser ».

La fracture du col du fémur

La fracture du col du fémur ou, plus exactement, la fracture de l'extrémité supérieure du fémur (FESF), est la seconde complication de l'ostéoporose en fréquence (50 000 cas en 1990) mais occupe de loin la première place en termes de gravité. Rare avant 70 ans, son incidence augmente régulièrement avec l'âge au-delà de 75 ans. Événement tardif dans l'histoire naturelle de l'ostéoporose, il n'est de ce fait pas surprenant que la fracture du col du fémur « profite » de l'allongement régulier de la durée de vie (on « gagne » environ 3 mois chaque année). Ainsi, en 2050, alors que la durée de vie moyenne sera de 86 et 92 ans pour nos concitoyens et concitoyennes, il est prévu un triplement du nombre de cas de fractures du col. Aujourd'hui, une femme de 50 ans a un risque de fracture du col du fémur estimé à 16 % pour le temps de vie restant (ce risque est trois fois moindre chez l'homme).

Comment survient-elle ?

La fracture du col du fémur survient, dans 95 % des cas, au cours d'une banale chute de sa hauteur que, cette fois, les avant-bras et les poignets ne viennent plus amortir (contrairement à la chute en avant avec fracture du poignet de la femme de 55 ans). Cette chute survient plus souvent à domicile qu'à l'extérieur, volontiers à l'occasion d'un changement de position. La chute du senior est un énorme problème, sur la prévention duquel je reviendrai longuement. Fort heureusement, la fracture du col du fémur ne complique « que » 1 % des chutes.

Les radiographies du bassin et de la hanche confirment et précisent le type de la fracture, dont dépend la nature du geste chirurgical à prévoir. Très rarement, la fracture du col fémoral ne comporte pas de déplacement osseux : on parle alors de fracture « engrenée », dont le diagnostic radiologique peut être difficile.

Une complication gravissime

Le pronostic de cette fracture, aussi bien vital que fonctionnel, est médiocre. Dans l'année succédant à cette complication, près de 30 % des patients décèdent. Les plus exposés à cette surmortalité sont les hommes les plus âgés, surtout s'ils vivent en institution. Cet excès de mortalité est, pour une part, directement imputable à la fracture, à sa prise en charge chirurgicale et à l'immobilisation postopératoire, avec une fréquence inquiétante d'escarres, d'infections pulmonaires et urinaires, de phlébites et embolies pulmonaires, et de complications de l'anesthésie et de la chirurgie elle-même (luxation de prothèse de hanche, infection précoce du foyer opératoire...). Mais la surmortalité de la fracture du col est aussi liée au fait que les sujets âgés qui se cassent à la suite d'une chute de leur hauteur ont un état général médiocre, et en tout cas moins bon que ceux qui ne se cassent pas. Autrement dit, chez le senior « chuteur » et ostéoporotique, « ça passe ou ça casse », et quand ça casse, ça peut très mal se terminer.

Pour les « rescapés », c'est le pronostic fonctionnel qui est en jeu. Pour beaucoup de personnes âgées, la fracture du col constitue en effet un coup d'arrêt brutal et difficilement réversible à leurs possibilités fonctionnelles. Seuls 20 % des patients ont une récupération complète, alors que 50 % ne peuvent plus marcher normalement, 70 % ont des difficultés à se déplacer et 80 % ont du mal à monter un escalier.

Repérer les facteurs de risque pour éviter la fracture

Ils ne sont pas l'ostéoporose, mais contribuent à sa survenue. Vous devez donc apprendre à les reconnaître (de même, si possible, que vos médecins !), leur présence devant impérativement justifier une exploration ostéodensitométrique.

Vous l'avez maintenant bien compris, le diagnostic de la maladie ostéoporotique est infiniment plus intéressant pour vous *avant* la fracture, d'où l'utilité d'une bonne détermination individuelle de ces signaux d'alarme. Cependant, ces facteurs de risque osseux et extra-osseux sont très disparates, plus ou moins accessibles à la mesure, plus ou moins faciles à corriger (voir tableau 2), et surtout plus ou moins importants à considérer dans la décision thérapeutique.

Tableau 2 : Les principaux facteurs de risque d'ostéoporose et de fractures		
Facilement contrôlables	***Difficilement contrôlables***	***Incontrôlables***
• *Alcool/tabac* • *Carences d'apport en calcium et/ou vitamine D* • *Ensoleillement insuffisant* • *Activité physique insuffisante*	• *Maladies et traitements ostéopéniants* • *Déficit en estrogènes (hors ménopause)* • *Densité minérale osseuse faible* • *Chutes*	• *Sexe féminin* • *Ethnie (race blanche)* • *Faible indice de masse corporelle* • *Faible hauteur du pic de masse osseuse* • *Antécédent maternel de fracture du col* • *Âge* • *Antécédent personnel de fracture ostéoporotique* • *Paramètres macro-architecturaux défavorables*

Les facteurs de risque d'ostéoporose « faciles » à corriger

Par l'effet de certaines mauvaises habitudes, vous pouvez être le principal artisan de votre appauvrissement osseux. Aussi me paraît-il opportun de les identifier et de chercher à les corriger.

Arrêtez la cigarette, limitez l'alcool !

La consommation régulière et excessive *d'alcool et de tabac* est, nous l'avons vu, toxique pour le tissu osseux par divers mécanismes. La surconsommation de café et de thé a également été incriminée à l'origine d'une exagération de la perte osseuse, mais cette responsabilité est très discutée... ce qui est heureux, car que nous resterait-il alors en dehors du sirop de grenadine ?

MÉFIEZ-VOUS DES RÉGIMES DANGEREUX OU EXCESSIFS

Beaucoup de régimes, mal conçus ou mal compris, se révèlent de véritables bombes à retardement pour l'os.

L'absurdité des régimes sans produits laitiers

Les régimes prônant l'éviction du lait et des produits laitiers, bien à tort accusés de tous les maux frappant l'espèce humaine, s'avèrent particulièrement dangereux en raison des sévères carences calciques auxquelles ils exposent. Cela est surtout vrai pendant la phase d'acquisition du capital osseux, chez l'enfant et l'adolescent.

Je tiens ici à dénoncer cette cabale, montée sans aucun fondement contre le lait et ses dérivés par certains médicastres en mal de renommée, meilleur procédé pour nous fournir, dans quelques décennies, des légions d'ostéoporotiques.

Pour mémoire, les produits laitiers existent sous forme allégée, apportant la même quantité de calcium mais pas de matières grasses, ce qui devrait définitivement rassurer les anxieux, soucieux de leur ligne et/ou de leur taux de cholestérol.

Sans aller jusqu'à l'anorexie mentale, dont nous avons vu les ravages sur le squelette, un amaigrissement volontaire trop important est également un facteur de risque d'ostéoporose. Les régimes amaigrissants sont souvent à la fois polycarencés (notamment en calcium et vitamine D) et surchargés en protéines, quand ils ne comportent pas, bien cachées sous d'innocentes dénominations, quelques substances prohibées et toxiques pour l'os (hormones thyroïdiennes ou diurétiques par exemple). En tout état de cause, un poids insuffisant, à l'origine d'une baisse excessive de l'indice de masse corporelle (rapport poids/taille au carré), est un responsable reconnu de la perte osseuse. Pour une fois, prime au surpoids !

Enfin, les régimes comportant un excès de protéines ou trop salés sont à déconseiller, car entraînant une élimination anormalement élevée de calcium dans les urines.

Ne faites pas de phobie solaire !

Autre mauvaise habitude, la *phobie solaire*. Entendons-nous bien, l'exposition outrancière au soleil, à l'origine d'un vieillissement cutané précoce et de l'éclosion de cancers gravissimes de la peau (mélanomes), doit être formellement combattue. Mais une exposition raisonnable aux rayons solaires est, n'en déplaise à mes collègues dermatologues, une nécessité. En effet, nous l'avons vu, la majeure partie de notre stock de vitamine D ne provient pas de l'alimentation, mais d'une synthèse dans l'épaisseur de la peau sous l'effet des rayons ultraviolets émis par le soleil. Or la vitamine D est indispensable à l'absorption du calcium alimentaire par le tube digestif. La carence en vitamine D est à l'origine d'une ostéomalacie (ou rachitisme de l'adulte), maladie cousine germaine de l'ostéoporose.

Bougez !

Une autre mauvaise habitude qu'il faut dénoncer et combattre est... la *paresse*. Nous l'avons vu, l'immobilisation prolongée est une cause de déperdition osseuse sévère. Or l'expérience prouve que nombre de nos congénères ont une activité physique à peu près inexistante, et finalement assez proche de celle d'un tétraplégique. Pourtant, point n'est besoin de viser des records sportifs : une activité physique modérée, simple, régulière (et peu coûteuse), telle que la marche, suffit largement à l'affaire.

Les facteurs de risque d'ostéoporose « plus difficiles » (mais pas impossibles) à corriger

Dans cette catégorie de facteurs de risque, les plus évidents, mais pas les plus faciles à prévenir ou à corriger, sont *les maladies ou les traitements* connus pour induire une accélération de la perte osseuse et favoriser ainsi l'éclosion d'une ostéoporose dite « secondaire ». Tout a déjà été écrit plus haut, mais je voudrais encore insister sur le problème de l'ostéoporose cortisonique. Celle-ci vient évidemment ternir l'image de la corticothérapie, ce qui est fort regrettable compte tenu de l'intérêt irremplaçable de cette classe thérapeutique.

Quelques aménagements doivent permettre, je le répète, d'améliorer la tolérance osseuse des corticoïdes : bonne évaluation densitométrique avant traitement chez les sujets à risque (patientes ménopausées par exemple), recherche de la posologie minimale efficace, supplémentation calcique (+/– vitaminique D), voire, dans les situations les plus critiques, traitement préventif des fractures par un bisphosphonate, sur lequel nous reviendrons.

Un autre facteur de risque doit être absolument dépisté et traité. Il s'agit du *déficit anormal,* inattendu, en bref extraphysiologique, en *estrogènes.* La ménopause est un événement prévisible et attendu chez la femme de la cinquantaine (ce qui ne veut pas dire qu'il ne faut pas en corriger les conséquences). Mais une carence estrogénique, se traduisant par un arrêt prolongé des règles, peut, pour diverses raisons, survenir bien avant l'heure de la ménopause. Ces raisons, vous les connaissez déjà pour la plupart : anorexie mentale, activité sportive excessive, ménopause précoce (avant 40 ans), spontanée ou chirurgicale (ablation des ovaires), auxquelles il faut ajouter une tumeur bénigne et rare de la glande hypophyse : l'adénome à prolactine (ou prolactinome).

Une densité minérale osseuse (DMO) faible, lombaire et/ou fémorale, est bien sûr un facteur de risque majeur d'ostéoporose, justifiant pleinement le principe du dépistage ostéodensitométrique et l'institution de traitements actifs, dont l'efficacité sera précisément attestée par l'augmentation de ces chiffres de DMO.

Enfin, *la tendance aux chutes* s'impose comme un véritable facteur de risque de fractures, pour peu qu'elle concerne des patients au squelette « fragile ». La notion de chute doit être recherchée, de même que doivent l'être certains facteurs susceptibles de les favoriser (troubles de la marche et de l'équilibre, troubles de la vision, traitements sédatifs, maladie de Parkinson...), voire de les provoquer (problèmes de la domotique, c'est-à-dire de l'aménagement des lieux de vie). Un nombre certain de causes de chutes peut ainsi être reconnu, avec, pour plusieurs d'entre elles, de véritables possibilités de prévention.

Les facteurs de risque « incorrigibles »

Il existe effectivement plusieurs facteurs de risque contre lesquels, malheureusement, vous ne pouvez rien, pas plus d'ailleurs que vos médecins.

Parmi ceux-ci, les facteurs de risque *génétiques* sont aussi injustes qu'incontournables. Ainsi, le fait d'être née de sexe féminin est, pour des raisons déjà largement exposées, un facteur de risque important d'ostéoporose. De même, les individus de race blanche sont plus exposés à la maladie que les individus de race noire, dont le squelette est plus « épais » et résistant, du fait d'un pic de masse osseuse plus élevé et d'une perte osseuse plus lente. Lorsque vous êtes « programmée » génétiquement pour être petite et mince, vous êtes défavorisée par rapport à vos consœurs grandes et plantureuses. Cependant, il ne fait pas bon tomber de trop haut : une femme dont la taille excède 1,73 m a deux fois plus de (mal) chance de se briser la hanche en tombant qu'une femme mesurant moins de 1,58 m. De même, la hauteur de votre pic de masse osseuse à 25 ans est, pour l'essentiel, sous la dépendance des caprices de votre patrimoine génétique.

Enfin, les avatars squelettiques de votre mère vous concernent directement : votre risque personnel de fracture de hanche est doublé si votre pauvre mère a elle-même expérimenté cette mésaventure.

D'autres facteurs de risque figurent en bonne place dans cette galerie des « incorrigibles » :

► *L'âge* en fait partie et, à moins d'avoir su percer les secrets de fabrication de l'eau de Jouvence, vous admettrez qu'il s'agit là d'un facteur de risque particulièrement inévitable. Nous sommes programmés pour perdre chaque jour, après 25 ans, un peu de notre masse osseuse et, chez la femme au-delà de 65 ans, le risque de fracture de hanche double à chaque décennie.

► *Un antécédent personnel de fracture* est, nous l'avons vu, un événement franchement funeste et lourd de signification pour l'avenir osseux de l'individu. À DMO et âge équivalents, une patiente ayant subi une première fracture vertébrale ostéoporotique a un risque multiplié par 2 d'en faire une seconde par rapport à une patiente n'ayant jamais eu de fracture vertébrale. Après deux tassements, ce risque est multiplié par 5,4 et par 10 après trois tassements. Cette spirale infernale existe aussi pour la fracture du col, dont le risque de survenue est également multiplié par 2 chez une patiente ayant déjà eu une fracture vertébrale d'origine ostéoporotique.

► Enfin, parmi ces facteurs de risque inaccessibles figurent les *paramètres architecturaux* : plus une vertèbre est large, plus elle risque de se casser. De même, un col fémoral long est plus fragile qu'un col court. Ces paramètres macroarchitecturaux, facilement mesurables mais non modifiables, ne doivent pas être confondus avec les paramètres microarchitecturaux. Ces derniers, d'importance primordiale dans le niveau de résistance osseuse, sont à l'inverse très difficilement mesurables (voir ci-dessous) mais susceptibles d'être améliorés par les traitements anti-ostéoporotiques, comme nous le reverrons.

De l'intérêt de connaître ses facteurs de risque

Parmi les nombreux facteurs de risque précités, il est tentant d'établir une hiérarchie, par ordre d'importance, afin d'aider à la décision thérapeutique. Cette classification n'existe pas vraiment, mais on peut raisonnablement évoquer comme facteurs de risque majeurs : un antécédent de fracture vertébrale ou du col fémoral sans traumatisme important chez un parent au premier degré, un faible indice de masse corporelle (inférieur à 19 kg/m^2), une ménopause avant 40 ans et un antécédent de corticothérapie prolongée. Il a été récemment estimé que 30 % des femmes de plus de 50 ans (soit près de 3,2 millions) auraient au moins un facteur de risque majeur d'ostéoporose.

En pratique, on constate le plus souvent une association de plusieurs facteurs de risque : par exemple, cette femme de 60 ans, petite et « sèche », tabagique malgré un asthme chronique traité par corticoïdes, adepte des régimes et dont la mère s'est cassé le col du fémur, est assurément loin d'être une exception. Le principal intérêt du bon recueil de ces facteurs de risque est qu'ils viennent pondérer les résultats de la densitométrie osseuse, dont je vous rappelle qu'ils définissent « officiellement » l'existence ou non d'une ostéoporose (voir page 23).

Reprenons l'exemple de notre « petite » femme de 60 ans : même si ses chiffres densitométriques sont rassurants, par exemple compris entre – 2,5 et – 1 déviations standard, une bonne analyse de ses facteurs de risque doit raisonnablement lui faire craindre quelques soucis pour son avenir squelettique. Un traitement préventif des fractures s'imposera donc chez elle.

À l'inverse, considérons maintenant cette femme de 88 ans, en pleine forme, sans aucun facteur de risque d'ostéoporose en dehors du *five o'clock tea* auquel, tonne-t-elle, elle ne renoncera jamais (à juste raison !), mais dont la DMO lombaire et fémorale est constatée à – 2,7. Quel médecin assez dénué de bon sens irait lui imposer un traitement préventif des fractures, qu'elle n'aura très probablement jamais ? Je vous rassure : aucun (je l'espère en tout cas). Autrement dit, densitométrie osseuse, analyse rigoureuse des facteurs de risque et... bon sens constituent incontestablement les trois mamelles d'une bonne prise en charge de la maladie ostéoporotique.

5

Comment faire le diagnostic d'ostéoporose ?

« Un fait n'est rien par lui-même ; il ne vaut que par l'idée qui s'y rattache ou par la preuve qu'il fournit. »

Claude BERNARD, *Introduction à l'étude de la médecine expérimentale.*

Autant vous l'avouer tout de suite, il n'existe pas, à l'heure actuelle, un examen capable d'affirmer (ou d'infirmer), avec une absolue certitude, l'existence d'une ostéoporose... en dehors de la biopsie osseuse, qui, par chance pour vous, n'est qu'exceptionnellement nécessaire.

Cependant, ce diagnostic ne pose, en pratique, pas de réels problèmes, car il repose sur un faisceau d'arguments cliniques et paracliniques, dominés par la fameuse densitométrie osseuse.

L'examen clé : la densitométrie osseuse

Même si cet examen ne permet pas d'évaluer intégralement votre statut osseux, il constitue un acquis irremplaçable pour l'estimation du risque de fracture, la décision thérapeutique et la surveillance des traitements.

De quoi s'agit-il ?

La densitométrie osseuse possède de nombreux synonymes : ostéodensitométrie, absorptiométrie osseuse, absorptiométrie biphotonique à rayons X, absorptiométrie à rayons X double énergie (traduction de la dénomination anglo-saxonne : Dual Energy X-ray Absorptiometry ou DEXA). Quels que soient le nom sous lequel on vous propose cet examen et la machine que l'on utilise pour sa réalisation, son principe est très standardisé.

La densitométrie osseuse (DMO) permet donc d'évaluer la densité osseuse ou, plus simplement, la quantité d'os à un site donné, habituellement le rachis lombaire (de la première vertèbre lombaire L1 à la quatrième, L4) et l'extrémité supérieure du fémur, plus rarement l'extrémité inférieure du radius au poignet. Une analyse du corps entier est possible, mais n'est pas utilisée en pratique clinique.

Rappelons que la quantité d'os intervient pour 70 % dans la résistance osseuse totale. Les 30 % restants dépendent de sa qualité, c'est-à-dire de la microarchitecture osseuse, paramètre actuellement non évaluable en routine, mais dont tout laisse suggérer l'importance. Nous y reviendrons.

La densité de l'os, reflet de sa quantité (on parle de masse osseuse), est évaluée par le taux d'absorption (d'où le terme absorptiométrie) d'un double faisceau de rayons X au sein des structures explorées : plus l'os est dense, et donc abondant et résistant, plus l'absorption des rayons X est importante.

Comment se déroule l'examen ?

Cet examen, réalisé en position allongée, est indolore, ne nécessite aucune préparation ou injection, et dure environ 10 à 15 minutes.

Il est très peu irradiant : la quantité de rayons X nécessaire est dix fois moindre que celle utilisée pour une radiographie pulmonaire et équivaut pratiquement à l'irradiation naturelle délivrée en une journée. Néanmoins, la DMO reste logiquement contre-indiquée chez la femme enceinte.

Je ne serais pas complet sur les aspects techniques de cet examen, si je n'abordais pas trois sujets épineux : son prix, son remboursement et sa fiabilité.

Concernant le prix de la DMO, il est éminemment variable, dépendant de la performance du densitomètre utilisé (c'est-à-dire de son ancienneté), éventuellement du nombre de sites étudiés... et surtout de la « délicatesse » du praticien réalisant l'examen (en général un radiologue ou un rhumatologue). Il est évident que la multiplication des officines proposant cet examen en a fait baisser le coût moyen, respectant en cela les règles inflexibles de la concurrence. Mais tous les extrêmes sont possibles, entre le prix modeste (30 à 40 euros) demandé dans la plupart des consultations hospitalières et les coûts franchement prohibitifs (excédant 200 euros) exigés par certains praticiens, dont la compétence souvent douteuse est bien loin de justifier de tels excès. Mieux vaut donc se renseigner avant, sans oublier que, comme pour la plupart des biens de consommation, un prix élevé n'est pas toujours synonyme de qualité supérieure.

Quant au problème du remboursement de la DMO par la Sécurité sociale, il constitue l'une des plus belles illustrations du phénomène dit du « serpent de mer ». Depuis l'irruption de cet examen franchement indispensable dans notre pratique médicale, son remboursement a été annoncé un nombre incalculable de fois, puis démenti avec la même et extravagante fréquence. Alors que les plus hautes instances sanitaires prônent avec emphase (et ce, quelle que soit la couleur politique des dirigeants) l'importance de la prévention (en l'occurrence des complications fracturaires de l'ostéoporose), il est particulièrement consternant de constater que le remboursement de la DMO reste toujours lettre morte. De piètres mais louables subterfuges permettent cependant une prise en charge partielle de l'examen, alors « compté » comme une consultation spécialisée, les mutuelles assurant le complément, lorsqu'elles le veulent bien ! Signalons néanmoins une victoire de taille dans cet épuisant combat : la densitométrie osseuse est, depuis le 11 décembre 2002, inscrite à la nomenclature générale des actes médicaux, et donc officiellement reconnue comme une méthode utile au dépistage de l'ostéoporose. Un prélude au remboursement ?

Les résultats sont-ils fiables ?

Reste le problème de la fiabilité de la densitométrie osseuse. En fait, les résultats de cet examen peuvent être entachés d'imprécision, du fait de la machine, du patient ou, encore une fois, de l'insuffisance du médecin et de son interprétation. Actuellement, les densitomètres sont des instruments de mesure très précis et performants, sous réserve d'un simple mais toujours nécessaire contrôle de qualité. Le seul « bémol » tient au fait que les constructeurs de densitomètres sont nombreux, avec une correspondance loin d'être exacte entre les résultats obtenus d'un appareil à l'autre pour un même patient. Pour cette raison, il est toujours recommandé de rester fidèle à son praticien et à sa machine, sous réserve bien sûr qu'ils soient l'un et l'autre de bonne qualité...

Des résultats approximatifs peuvent aussi provenir du patient lui-même. La principale cause d'erreur concerne l'évaluation de la densité osseuse au rachis lombaire, avec un risque certain de surestimation de la quantité osseuse en cas d'arthrose importante. Dans ce cas en effet, la formation de « becs de perroquet » (ou ostéophytes) entraîne une augmentation factice et dangereusement rassurante de la masse osseuse, devant faire préférer, chez les patients les plus arthrosiques et/ou les plus âgés, la mesure de la DMO à la hanche.

Enfin, si la mesure de densité est une prouesse à mettre sur le compte de la machine, l'interprétation des chiffres reste une activité humaine... et donc faillible. On ne peut qu'être surpris par la coupable fantaisie de certaines interprétations qui, lorsqu'elles s'assortissent de conseils, deviennent singulièrement dangereuses. Dans ce domaine, je « préfère » le pessimisme à l'excès d'optimisme, qui risque de laisser évoluer une ostéoporose inquiétante.

> N'oubliez surtout pas que la densitométrie osseuse n'explique pas tout. Ses résultats ne prennent leur véritable dimension qu'après confrontation aux éventuels facteurs de risque, que la sagacité de votre médecin aura permis de dépister.

En bref, on ne va pas raisonner et encore moins prendre une décision thérapeutique sur un chiffre, fût-il catastrophique.

Que peut-on voir ?

En fait, vous ne verrez rien d'autre que quelques étranges graphiques plus ou moins colorés, accompagnant des colonnes de chiffres plutôt ésotériques. Ce mystère devrait d'ailleurs décourager les périlleuses entreprises de comparaison de vos résultats à ceux de vos amies. Votre soif de comparaison est d'ailleurs sans objet, car il vous manque la capacité d'interpréter les chiffres et de les moduler à la lumière de nombreux autres paramètres indispensables à prendre en considération.

Tout dépend de l'ampleur de la chute du T-score, qui, depuis 1994, est au centre de la définition OMS de l'ostéoporose, toujours en vigueur actuellement (voir page 23).

Retenez le chiffre fatidique de – 2,5 DS, en dessous duquel on parle véritablement d'ostéoporose densitométrique, qu'il soit constaté en lombaire et/ou en fémoral.

Retenez surtout qu'un T-score bas (< – 2,5 DS) est un facteur de risque démontré et important (mais encore une fois pas le seul) de fracture d'origine ostéoporotique : à chaque réduction d'une déviation standard de la densité minérale osseuse, le risque de fracture est en effet multiplié par 2.

Qu'est-ce que le T-score ?

Très simplement, l'ostéodensitométrie compare votre masse osseuse à la masse osseuse moyenne d'une population adulte de 25 ans de même sexe. Ce rapport masse osseuse du sujet exploré/masse osseuse moyenne théorique à 25 ans, appelé T-score, est exprimé en nombre de graduations, dénommées déviations standards (DS), par rapport à cette masse osseuse moyenne théorique. Vous l'aviez sans doute deviné, votre propre masse osseuse sera très probablement inférieure à la masse osseuse idéale et sera donc négative par rapport au « zéro » théorique.

Retenez enfin que le risque fracturaire, estimé par la densitométrie osseuse, est un risque statistique. Vous pouvez très bien vivre jusqu'à 120 ans sans la moindre fracture, malgré un T-score bas ou, au contraire, vous fracturer une vertèbre à la suite d'une chute anodine, malgré un T-score tout à fait rassurant.

> Pour conclure, un T-score faible n'est évidemment pas une condamnation sans appel à l'alitement définitif, par crainte de se voir brisée en menus morceaux. C'est au contraire un excellent signal d'alarme, qui doit vous inciter à faire de l'exercice et à accepter la mise en route de traitements destinés à augmenter votre masse osseuse, dont nous reparlerons plus loin.

Quand demander une ostéodensitométrie osseuse ?

Le recours à cet examen s'inscrit dans deux démarches très différentes :

► Une démarche de « prévention secondaire », où le mal est déjà fait : il y a déjà eu au moins une fracture, et il faut tout faire pour en éviter d'autres.

► Une démarche de « prévention primaire », de loin la plus intéressante et heureusement la plus fréquente, où la densitométrie osseuse permet le dépistage de la maladie ostéoporotique avant qu'elle ne « parle », c'est-à-dire avant la survenue des fractures.

Il y a déjà eu une fracture

Selon l'OMS (voir tableau 3), il y a justification à l'ostéodensitométrie en cas de signes cliniques et/ou radiologiques évoquant une ostéoporose fracturaire : diminution de la taille, antécédents personnels de fracture compliquant un traumatisme minime, tassement vertébral radiologique (ou impression de « décalcification » importante sur des radiographies de la colonne vertébrale). Dans ces situations, répétons-le, le diagnostic d'ostéoporose fracturaire se passe fort bien de l'ostéodensitométrie, dont les résultats importent peu : il y a fracture, donc il y a ostéoporose, même si un T-score normal vient en apparence contredire ce diagnostic. L'ostéodensitométrie ne s'inscrit donc pas ici dans une logique de dépistage de la maladie ostéoporotique, mais fournit une valeur de référence de la masse osseuse. En effet, l'existence de fractures impose la mise en route d'un traitement destiné à prévenir la survenue d'autres fractures (prévention secondaire), dont l'efficacité sera évaluée sur les résultats de densitométries successives. Malgré votre impatience bien compréhensible, ces mesures doivent être séparées d'au moins 18 mois à 2 ans, délai nécessaire pour avoir la chance d'observer une augmentation significative (supérieure ou égale à 3 %) et « enregistrable » par la machine de votre masse osseuse. Je vous rappelle que ces mesures successives doivent être réalisées, au mieux, par le même opérateur avec le même densitomètre, afin de minimiser les risques d'erreur inhérents à la technique et les divergences d'interprétation.

Tableau 3 : Indications de la densitométrie osseuse selon l'OMS (1999)
• ***Présence de facteurs de risque majeurs***
Ménopause précoce
Aménorrhée secondaire prolongée
Antécédents maternels de fracture de hanche
• ***Présence de pathologies inductrices d'ostéoporose***
Corticothérapie prolongée
Hypogonadisme primaire
Affections inductrices d'une ostéoporose secondaire
Index de masse corporelle (BMI) inférieur à 19 kg/m²
Faible apport de calcium
• ***Présence de signes cliniques et/ou radiologiques évoquant une ostéoporose fracturaire***
Déformation vertébrale ou ostéopénie radiologique
Antécédents personnels de fracture lors d'un traumatisme minime
Diminution de la taille.

L'OSTÉODENSITOMÉTRIE OU LE MIRACLE DU DÉPISTAGE

Je ne le répéterai jamais assez, votre ennemie silencieuse qu'est l'ostéoporose peut être démasquée et efficacement combattue avant qu'elle ne se manifeste sinistrement par la survenue d'une ou plusieurs fractures. Ce dépistage (on peut parler de prévention primaire) repose principalement (mais pas seulement) sur l'ostéodensitométrie. Alors que cette technique de mesure existe maintenant depuis une quinzaine d'années, il n'existe bizarrement pas de consensus absolu concernant son champ d'application précis. La persistance de ce flou tient en grande partie aux implications financières sous-tendues par la généralisation de cet examen. Reprenons les directives de l'OMS de 1999 (tableau 3), « francisées » par notre Agence nationale d'accréditation et d'évaluation en santé (ANAES) en 2001 (tableau 4).

Tableau 4 : Indications de la densitométrie osseuse selon l'ANAES (2001)
1. Il est recommandé de réaliser une ostéodensitométrie devant : *• la découverte radiologique d'une fracture vertébrale sans caractère traumatique ni tumoral évident ;* *• un antécédent personnel de fracture périphérique survenue sans traumatisme majeur (sont exclues de ce cadre les fractures du crâne, des orteils, des doigts et du rachis cervical) ;* *• des antécédents documentés de pathologies potentiellement inductrices d'ostéoporose, en particulier : hypogonadisme prolongé, hyperthyroïdie évolutive non traitée, hypercorticisme et hyperparathyroïdie primitive.* *2. La réalisation d'une ostéodensitométrie peut être proposée chez la femme ménopausée en présence d'un ou plusieurs des facteurs de risque suivants :* *• antécédents de fracture vertébrale ou du col fémoral sans traumatisme majeur chez un parent au premier degré ;* *• un indice de masse corporelle < 19 kg/m^2 ;* *• ménopause avant 40 ans, quelle qu'en soit la cause, ou ménopause iatrogénique ;* *• antécédent de corticothérapie prolongée (> 3 mois) à la dose de corticoïde équivalent prednisone ≥ 7,5 mg/j.* *3. Il n'est pas recommandé de réaliser une ostéodensitométrie chez une femme ménopausée chez laquelle le traitement hormonal substitutif (THS) est indiqué, prescrit à dose efficace (pour assurer une prévention de l'ostéoporose) et bien suivi.* *4. Lorsque le résultat de l'ostéodensitométrie est normal et qu'aucun traitement n'est institué, une deuxième ostéodensitométrie peut être proposée 2 à 5 ans après la réalisation de la première, et ce en fonction de l'ancienneté de la ménopause, du résultat de la première mesure et de la persistance ou de l'apparition de facteurs de risque.*

Pour cette dernière, un dépistage densitométrique systématique à la ménopause n'est pas justifié, surtout si un traitement hormonal substitutif a été instauré, à doses efficaces et avec une bonne adhésion à ce traitement. À l'inverse, l'ostéodensitométrie sera volontiers « proposée » aux femmes présentant un ou plusieurs des facteurs de risque suivants :

— antécédent familial (en particulier chez la mère) de fracture vertébrale ou de hanche après traumatisme modéré ;

— indice de masse corporelle (IMC) inférieur à 19 kg/m^2 (que l'on traduira, « en gros », par « petite femme maigre ») ;

— ménopause précoce (avant 40 ans), non traitée ;

— antécédent ou mise en route d'une corticothérapie à doses élevées, supérieure à 7,5 mg/jour de prednisone (Cortancyl®), et prolongée plus de 3 mois.

Le dépistage densitométrique sera enfin fortement « recommandé » en cas d'antécédent de maladie inductrice d'ostéoporose « secondaire » : interruption prolongée des règles (témoignant d'une carence estrogénique), hyperthyroïdie, hyperparathyroïdie primaire et hypercorticisme. Ce dépistage est encore plus indispensable si une telle pathologie est toujours évolutive et non traitée. On peut ajouter à ces maladies « déminéralisantes » d'autres pathologies classiquement pourvoyeuses d'ostéoporose secondaire telles que : l'immobilisation prolongée, les maladies inflammatoires chroniques de l'intestin, les insuffisances rénale ou hépatique chroniques, les traitements prolongés par l'héparine, etc. En fait, en dehors de certaines situations « à risque », évidentes et finalement assez rares, les directives officielles manifestent encore une frileuse et restrictive parcimonie dans les indications du dépistage ostéodensitométrique chez la femme après 50 ans. C'est, me semble-t-il, vouloir ériger en règle de conduite le principe par définition hasardeux du jeu de la loterie. Fort heureusement, la décision de recourir à ce dépistage est parfaitement libre en France, d'autant plus que, cet examen n'étant toujours pas remboursé, il ne grève pas bien lourdement le budget toujours déliquescent de notre Sécurité sociale. Cet acte volontaire, et en partie à votre charge, peut donc vous rapporter gros s'il s'avère que vous êtes « faiblarde du squelette ». Si, *a contrario,* les résultats sont fort heureusement bons (et qu'aucun traitement anti-ostéoporotique n'est donc instauré), l'ANAES vous autorise charitablement à contrôler à nouveau votre capital osseux tous les deux à cinq ans. Quant à moi, je me garderai bien de toute recommandation, si ce n'est celle, assez peu téméraire j'en conviens, de fixer la date de votre première ostéodensitométrie avec votre conscience. Toutefois, si un seul dépistage densitométrique devait être réalisé au cours de votre existence, je vous le conseillerais volontiers à 65 ans, âge autour duquel l'ostéoporose touche près de 40 % des femmes, où le risque de fracture s'élève dangereusement et où la mise en route d'un traitement anti-ostéoporotique efficace apparaît particulièrement bénéfique.

Pour conclure ce chapitre sur la densitométrie osseuse, j'observe tous les jours avec plaisir que, grâce à un réel et louable effort d'information en provenance de l'industrie pharmaceutique, des médias et de certaines associations de patients, les médecins sont de plus en plus nombreux à proposer spontanément cet examen... et vous, chères et exigeantes lectrices, à le réclamer.

L'examen clinique : toujours indispensable

Un interrogatoire soigneux permet de rechercher des symptômes évocateurs et, surtout, de préciser les éventuels facteurs de risque de la maladie. Parmi ceux-ci, il faut particulièrement rechercher les antécédents maternels de fracture, souvent oubliés.

L'examen physique tient également une place essentielle dans la recherche d'anomalies cliniques suggérant une ostéoporose secondaire. Mais il faut surtout évoquer ici l'intérêt persistant de la bonne vieille toise, que n'ont toujours pas remplacée les techniques d'imagerie les plus sophistiquées. En effet, je le rappelle, les fractures vertébrales surviennent, pour deux tiers d'entre elles, sans aucune douleur, et c'est une « banale » réduction de taille qui seule mettra la puce à l'oreille.

Chères lectrices, lorsque, d'une grande occasion à l'autre, votre robe longue vous paraît... de plus en plus longue et que, pour conserver votre prestance (et éviter de vous prendre les pieds dans ladite robe), vos talons hauts doivent être... de plus en plus hauts, n'accusez pas un très improbable relâchement du tissu mais admettez que vous avez rapetissé, confirmez-le sous la toise de votre médecin et faites des radiographies : elles révéleront volontiers l'existence d'un ou plusieurs tassements vertébraux, passés complètement inaperçus.

> Ne vous inquiétez pas trop vite, une perte de 1 cm tous les dix ans à partir de 50 ans est normale, simplement liée à l'accentuation attendue des courbures de la colonne vertébrale (cambrure lombaire et cyphose dorsale).

À quoi servent les examens biologiques ?

Contrairement à de nombreuses maladies, l'ostéoporose ne s'accompagne pas d'anomalies biologiques spécifiques. Néanmoins, à l'occasion de la découverte d'une ostéoporose, certains examens biologiques sont nécessaires dans une triple optique : vérifier qu'il ne s'agit pas d'une autre maladie osseuse, éliminer une ostéoporose secondaire, et apprécier l'intensité du remodelage osseux et l'évolutivité de la maladie.

Y a-t-il une maladie osseuse autre que l'ostéoporose ?

Le problème se pose surtout en cas de tassement vertébral. Est-il consécutif à une ostéoporose ou à une autre maladie, malheureusement beaucoup plus grave, de nature infectieuse ou tumorale ? Les caractéristiques de la douleur (de type mécanique pour la fracture ostéoporotique) aident au diagnostic différentiel. Quelques examens biologiques sanguins peuvent également contribuer à la distinction :

— *en faveur d'une infection vertébrale* : augmentation du nombre des globules blancs (ou leucocytes), portant surtout sur les polynucléaires neutrophiles, élévation de la vitesse de sédimentation (VS) et de la protéine C réactive (CRP) (marqueurs biologiques d'inflammation) ;

— *en faveur de la métastase vertébrale d'un cancer à distance* : augmentation (inconstante) de la VS (vitesse de sédimentation) et de la CRP ;

— *en faveur d'un myélome* (ou maladie de Kahler) : mise en évidence d'une protéine circulante en quantité anormale (dite protéine monoclonale) à l'électrophorèse des protéines du sérum.

De toute façon, le moindre doute sur l'origine non ostéoporotique d'une fracture vertébrale va justifier la demande d'examens bien plus spécialisés : imagerie (scintigraphie osseuse, scanner, IRM), voire biopsie vertébrale... (voir page 92).

Est-ce une ostéoporose « secondaire » à une autre maladie ?

Il y a ostéoporose. Mais est-elle « commune », banalement consécutive à la privation en estrogènes de la ménopause, ou « secondaire » à une maladie réclamant un traitement spécifique ? Cette question justifie des examens biologiques que votre médecin ne manquera pas de vous prescrire (voir tableau 5) :

► Taux de calcium dans le sang et dans les urines de 24 heures, taux de phosphore sanguin, créatininémie (dont le chiffre reflète le fonctionnement rénal) et dosage de la vitamine D plasmatique, afin d'éliminer une ostéomalacie (ou rachitisme de l'adulte). Attention, le taux de calcium urinaire est très variable avec l'alimentation. Avant de vous affoler parce qu'il y a trop (ou pas assez) de calcium dans les urines, ce dosage doit être répété, voire réalisé dans un laboratoire spécialisé dans l'étude du métabolisme du calcium.

► Dosages hormonaux, afin d'évaluer les fonctions thyroïdienne (dosage sanguin de la TSH), parathyroïdienne (dosage sanguin de la PTH 1-84), éventuellement surrénalienne (dosage du cortisol libre urinaire). Chez l'homme, le dosage de la testostérone plasmatique peut se discuter.

Tableau 5 : Explorations biologiques devant une ostéoporose	
Éliminer une autre maladie osseuse que l'ostéoporose	• *Numération formule sanguine* • *VS/CRP* • *Électrophorèse des protéines sériques* • *Vitamine D plasmatique* • *Créatininémie (fonction rénale)*
Éliminer une ostéoporose « secondaire »	• *Calcémie/calciurie des 24 heures* • *Phosphorémie* • *Dosage de la TSH (fonction thyroïdienne)* • *Dosage de la PTH 1-84 (fonction parathyroïdienne)* • *Éventuellement : cortisol libre urinaire*
Évaluer l'évolutivité de l'ostéoporose	• *Marqueurs d'ostéoformation* – *Ostéocalcine* – *Phosphatase alcaline osseuse* • *Marqueurs de résorption osseuse* – *Pyridinoline urinaire* – *CTX et NTX urinaires*

Bien entendu, d'autres examens biologiques plus spécialisés pourront vous être demandés, en fonction du contexte.

Jusqu'à quel point vos os sont-ils atteints ?

L'intensité du remodelage osseux, reflet de « l'agressivité » de l'ostéoporose, peut être évaluée par le dosage de marqueurs biologiques dans votre sang et vos urines. Le taux de ces marqueurs reflète les niveaux de destruction osseuse par les ostéoclastes et de formation osseuse par les ostéoblastes. Ces dosages biologiques, longtemps restés dans l'ombre des laboratoires de recherche, sont désormais passés dans la pratique courante, à telle enseigne qu'ils sont, malgré leur prix élevé, remboursés par la Sécurité sociale (contrairement, je le rappelle, à la densitométrie osseuse : paradoxe, quand tu nous tiens...).

L'activité de résorption ostéoclastique est évaluée par le dosage urinaire de produits de dégradation du collagène osseux, qui constitue l'essentiel (90 %) de la charpente protéique : pyridinoline, désoxypyridinoline, CTX et NTX. Le taux de ces composés chimiques s'élève d'autant plus que la destruction osseuse ostéoclastique est importante ; vous ne serez donc pas surpris si je vous dis qu'il s'élève tout particulièrement à la ménopause et dans les années suivantes.

L'activité de formation ostéoblastique est quant à elle évaluée par le dosage de marqueurs sanguins témoignant d'une synthèse de tissu osseux : l'ostéocalcine (ou gla-protéine) et la phosphatase alcaline osseuse.

Cependant, je me dois de préciser que l'obtention du « remboursement Sécu » ne procure pas *ipso facto* un brevet de fiabilité. En l'occurrence, ces dosages biologiques souffrent encore d'une relative imprécision, limitant leur usage dans la pratique courante. Quelle place faut-il donc leur accorder actuellement dans la prise en charge de votre ostéoporose ?

► Ils peuvent aider à la décision thérapeutique. En effet, la décision de traiter ou pas peut rester difficile au vu des résultats de la DMO et de l'analyse de vos éventuels facteurs de risque. La mise en évidence de taux très élevés de marqueurs de résorption ostéoclastique, dont on sait qu'ils s'associent à une multiplication par 2 du risque de fracture, pourra alors faire pencher la balance dans le sens du traitement.

► Ils permettent d'évaluer dès le troisième mois l'efficacité de certains traitements anti-ostéoporose. Comme nous le verrons, l'évaluation « classique » des effets d'un traitement de l'ostéoporose se fait en comparant des chiffres densitométriques avant puis après dix-huit mois de ce traitement : or il faut admettre que prendre un médicament pendant un an et demi, dans une démarche de prévention pure, sans savoir s'il est efficace, peut paraître quelque peu rebutant, et peut remettre en question votre « adhérence » à ce traitement (et c'est trop souvent le cas). Si, après trois mois de ce traitement, on vous annonce un retour des marqueurs biochimiques du remodelage osseux à leurs valeurs préménopausiques, votre détermination en sortira renforcée et votre compliance n'en sera que meilleure.

Radios, scanner, IRM, etc.

Dans le diagnostic de la maladie ostéoporotique, l'imagerie conventionnelle purement « morphologique » ou « photographique » (radiographies standards, scintigraphie osseuse, scanner et IRM) a en fait une place relativement restreinte, au profit de la densitométrie osseuse qui, vous le savez maintenant, est l'examen clé dans le diagnostic de la maladie.

Les radiographies standard

Comment ça marche ?

La radiographie, examen d'imagerie le plus archaïque mais pas le moins intéressant, réalise l'équivalent d'une photographie en noir et blanc de votre squelette. La région à étudier est interposée entre un faisceau de rayons X et une plaque photographique, dont l'impression va refléter la densité des structures traversées : plus la structure est dense, plus elle arrête les rayons X et plus elle apparaît en blanc sur le film photographique. La radiographie standard est un examen indolore, ne nécessitant aucune injection et de réalisation rapide. Sa seule contre-indication est la grossesse, tout au moins dans sa première moitié (risque d'anomalies embryo-fœtales).

Que peut-on voir ?

Les radiographies standards constituent un mode d'exploration toujours nécessaire et souvent suffisant des structures osseuses. De fait, elles assurent complètement le diagnostic rapide des fractures du col fémoral ou du poignet. Le diagnostic des fractures vertébrales peut s'avérer en revanche plus délicat.

En effet, les radiographies méconnaissent les « petits » tassements vertébraux (diminution de hauteur de la vertèbre inférieure à 20 %). D'autre part, une fracture vertébrale n'est pas toujours, loin s'en faut, d'origine ostéoporotique. Elle peut compliquer des pathologies bien plus graves, et le recours à d'autres techniques d'imagerie (voir ci-dessous) est alors nécessaire.

Enfin, je voudrais faire un sort aux notions de « déminéralisation diffuse » ou d'« hypertransparence osseuse » qui concluent bien trop souvent, et de manière abusive, les comptes rendus radiologiques. Ces termes, franchement effrayants pour le profane, n'ont rien de très scientifique et traduisent une impression, en pratique assez variable d'un radiologue à l'autre, et surtout très dépendante de divers paramètres techniques (constantes radiologiques, degré d'obésité). Le résultat de ces inquiétantes, sinon excessives, informations est de susciter (provoquer ?) un engouement, je dirai un peu « suggéré », pour la densitométrie osseuse. Or cet examen est pratiqué le plus souvent, dois-je le préciser, par ces mêmes radiologues (ou quand l'offre fait naître la demande...).

Quand faut-il demander des radiographies ?

Pas d'hésitation lorsqu'il y a suspicion de fracture du poignet, de la hanche ou d'une vertèbre, dans un contexte de douleur dorsale ou lombaire suraiguë. Mais, rappelons-le, deux tiers des tassements vertébraux sont peu ou non symptomatiques : il ne faut donc pas hésiter à demander des clichés de la colonne vertébrale dorsale et lombaire (incidences face et profil) devant une douleur modérée et plus ou moins chronique, surtout si le contexte peut faire évoquer l'existence d'une possible ostéoporose (femme ménopausée). Ce même réflexe doit prévaloir en cas de perte de taille excessive.

La scintigraphie osseuse

Comment ça marche ?

Cet examen consiste en l'injection intraveineuse d'un isotope faiblement radioactif, le technétium 99, capable de se fixer sur les zones du squelette où existe une importante activité cellulaire et métabolique. Une telle hyperactivité est observée lorsqu'il y a fracture, infection osseuse ou développement d'une lésion tumorale.

Le rayonnement de l'isotope est recueilli 5 heures après son injection, par l'utilisation d'une gamma caméra. Cet examen est indolore et n'expose à aucune complication allergique. Utilisant la radioactivité, il est évidemment formellement proscrit chez la femme enceinte.

Que peut-on voir ?

Le document remis à l'issue de cet examen vous révèle l'image de votre squelette, reconstitué par une multitude de petits points d'émission radioactive. Une émission localisée et très importante peut correspondre à une zone d'inflammation osseuse, mais une banale arthrose peut donner lieu à un « spot » d'hyperfixation du radio-isotope. Les résultats sont donc à interpréter avec prudence et, comme toujours, doivent être confrontés à la clinique.

Quand demander une scintigraphie osseuse ?

Lorsqu'il y a suspicion clinique de tassement vertébral, mais que les radiographies standards ne le confirment pas. La constatation scintigraphique d'une vertèbre fixant intensément le radio-isotope est un argument en faveur d'une fracture infraradiologique... ou d'une autre pathologie. La scintigraphie osseuse brille en effet autant par sa très grande sensibilité que par sa totale absence de spécificité : une franche hyperfixation d'une vertèbre affirme l'existence d'un problème, mais ne permet en rien de préciser la nature de la lésion causale. D'autres explorations devront alors se justifier (voir ci-dessous).

Le scanner

Comment ça marche ?

Le scanner, véritable révolution dans la compréhension et l'exploration du mal de dos, permet de réaliser des coupes transversales de votre rachis, qu'il « débite » donc comme vous le feriez d'un vulgaire saucisson. Ces coupes régulières, en général tous les 5 mm, proviennent d'une reconstruction informatique réalisée à partir de multiples radiographies standard.

Pour autant, le scanner entraîne une irradiation à peine supérieure à celle délivrée à l'occasion d'un bilan radiographique usuel.

Cet examen se fait en position couchée sur le dos, est indolore et ne nécessite aucune injection de produit de contraste, iodé en l'occurrence, sauf si vous avez déjà été opéré de votre colonne vertébrale. Fait important, vous n'êtes pas « enfermé » dans la machine et vous pouvez parfaitement suivre le déroulement de l'examen.

Que peut-on voir ?

Le scanner est un bon examen pour l'étude des structures osseuses vertébrales. Il permet de visualiser directement la fracture du corps de la vertèbre (voir figure 2), mais la radiographie standard le montre tout autant. Sa supériorité réside donc sur l'analyse précise de structures plus fines des vertèbres, telles que les apophyses transverses ou épineuses, ou les pédicules.

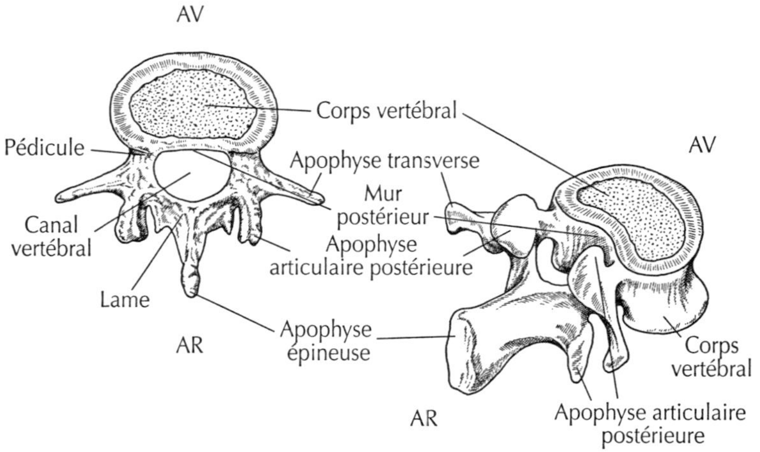

Figure 2 : Vue d'une vertèbre isolée, de dessus et de trois quarts arrière

Quand faut-il demander un scanner ?

La seule indication du scanner est la persistance d'un doute sur l'origine ostéoporotique (bénigne) d'une fracture vertébrale. La mise en évidence d'images de lyse osseuse sur le corps vertébral, les apophyses ou les pédicules élimine l'ostéoporose et signifie sans cause d'erreur l'existence d'une maladie maligne (métastase, myélome). La conclusion est identique lorsque le scanner révèle un effondrement du mur postérieur du corps vertébral, qui recule dans le canal rachidien, avec un risque de compression de la moelle épinière et des racines nerveuses qui y circulent (voir figure 2). La fracture ostéoporotique respecte toujours la hauteur de ce mur postérieur, d'où l'absence de complications neurologiques.

L'imagerie par résonance magnétique (IRM)

COMMENT ÇA MARCHE ?

Contrairement au scanner, l'IRM n'utilise pas les rayons X mais de puissants champs électromagnétiques, délivrés par un aimant géant au centre duquel vous êtes allongé. Ces champs magnétiques font « vibrer » les atomes d'hydrogène que l'on retrouve dans toutes vos cellules, l'enregistrement et l'analyse informatique de ces mouvements d'atomes fournissant des images de votre rachis d'une qualité quasiment « autopsique ».

Il s'agit d'un examen indolore, d'une durée de 30 minutes environ. Il peut nécessiter l'injection intraveineuse d'un produit de contraste magnétique « afin d'y voir plus clair ».

Comparée au scanner, l'IRM possède certains avantages, dont le plus important est qu'elle permet l'obtention de coupes de la colonne vertébrale dans les trois plans de l'espace. N'utilisant pas les rayons X, elle est parfaitement possible chez la femme enceinte. En revanche, l'IRM présente certains inconvénients de taille par rapport au scanner :

► Avant tout, son coût et sa faible disponibilité, en raison d'un nombre encore très insuffisant de machines en activité en France. Sauf urgence, le délai moyen d'obtention d'une IRM est actuellement de 1 à 2 mois, voire plus...

► Reposant sur l'usage de champs magnétiques, elle est formellement contre-indiquée lorsque vous êtes porteur d'un stimulateur cardiaque (pacemaker), de valves cardiaques artificielles ou de clips vasculaires, du fait d'un risque de mobilisation de ces « corps étrangers » métalliques. En revanche, les prothèses articulaires (genou, hanche), réalisées depuis plusieurs années en alliages de titane (métal non ferreux), ne contre-indiquent par l'IRM, mais peuvent en gêner l'interprétation du fait des artéfacts qu'elles induisent.

► Enfin, pour nombre d'entre vous, cet examen est tout simplement inacceptable car le tube étroit et bruyant dans lequel vous êtes allongé ressemble décidément trop à un cercueil, sensation dont votre claustrophobie ne peut s'accommoder. Regrettable car, à ma connaissance, ce sarcophage futuriste a toujours libéré sans dommages son locataire transitoire.

Que peut-on voir ?

L'IRM est sans conteste l'examen le plus performant pour l'exploration d'une fracture vertébrale. Elle permet une visualisation étendue du rachis. Surtout, elle fournit une analyse « photographique » de la vertèbre tassée, comme les radiographies standards et le scanner, mais aussi une analyse « structurale » très fine du tissu osseux. Il n'est pas question de s'étendre ici sur la complexité de cet examen, mais retenez seulement que les résultats de l'IRM sont exprimés en termes de « signaux », dont les perturbations éventuelles (on parle d'hypo ou d'hypersignaux) sont riches d'informations sur la cause de la fracture vertébrale.

Quand faut-il demander une IRM ?

Comme pour le scanner, la demande d'IRM se justifie lorsqu'il persiste un doute clinique, biologique et radiologique sur l'origine d'une fracture vertébrale. Le tassement ostéoporotique récent se traduit par des anomalies du signal limitées au corps de la vertèbre, dont la hauteur du mur postérieur est respectée. Il n'y a pas de perturbation du signal des vertèbres non tassées et, au-delà de trois mois, le signal de la vertèbre fracturée se normalise.

En cas de fracture vertébrale d'origine maligne, les anomalies de signal sont différentes de celles du tassement ostéoporotique et n'ont aucune tendance à la normalisation. Ces anomalies ne se limitent pas au corps vertébral mais concernent également d'autres parties de la vertèbre. Enfin, l'IRM révèle souvent une perturbation du signal de vertèbres non tassées, témoignant de la diffusion malheureusement fréquente de la maladie tumorale en cause.

L'évaluation osseuse par ultrasons

Le dépistage ultrasonique de la maladie ostéoporotique est, pour l'instant, à ranger au rayon « des techniques très prometteuses mais toujours en cours de validation ».

Ces dernières années, les techniques et appareils d'évaluation osseuse par ultrasons se sont particulièrement développés du fait de leur faible coût, de leur facilité d'accès, de leur caractère non invasif et non irradiant, et de leur rapidité de réalisation. Tous les appareils utilisent une technique en transmission, avec un émetteur et un récepteur placés de part et d'autre d'une pièce osseuse sous-cutanée superficielle : calcanéum le plus souvent (os du talon), mais aussi tibia, phalanges des doigts ou rotule. Sans entrer dans des détails assez soporifiques, les mesures ultrasoniques osseuses sont exprimées par deux variables : la vitesse de propagation (Speed of Sound = SOS) et l'atténuation de l'onde ultrasonore (Broadband Ultrasound Attenuation = BUA). La modulation de ces deux paramètres tient à la fois à la densité de l'os (c'est-à-dire à sa quantité) et à sa microarchitecture.

Plusieurs travaux ont démontré une étroite relation entre la diminution des paramètres ultrasoniques (SOS et BUA) et le risque de fracture du col fémoral. Cette relation est à peu près équivalente à celle constatée avec la désormais « classique » densitométrie osseuse.

Malgré ces résultats encore une fois prometteurs, la place des ultrasons dans la prise en charge de l'ostéoporose n'est pas encore bien définie. Peu reproductible, l'évaluation ultrasonique n'est sûrement pas indiquée pour le suivi individuel de l'efficacité d'un traitement anti-ostéoporotique. Pour le dépistage de la maladie, les avis sont partagés. À l'heure actuelle, l'évaluation ultrasonique ne peut certainement pas remplacer l'ostéodensitométrie par rayons X, mais pourrait peut-être la précéder, dans un esprit de sélection préliminaire. Ainsi, les patients ayant des paramètres ultrasoniques faibles seraient les meilleurs candidats au dépistage densitométrique. Affaire à suivre...

La biopsie osseuse

L'avènement de l'ostéodensitométrie pour le diagnostic de l'ostéoporose vous permet fort heureusement d'échapper à la biopsie osseuse, réalisée sur la crête iliaque du bassin. Ce geste assez barbare conserve quelques rares indications, dont je vous ferai grâce.

En revanche, la biopsie osseuse, réalisée pour le diagnostic de l'origine d'une fracture vertébrale, garde du service lorsque les examens d'imagerie les plus sophistiqués ne permettent toujours pas de trancher entre tassement vertébral ostéoporotique et fracture d'origine tumorale. Réalisée sous radioscopie ou scanner, la biopsie vertébrale consiste en un prélèvement sous anesthésie locale, et à l'aide d'un trocart, d'un échantillon de vertèbre pour examen au microscope.

Et la qualité de l'os ?

Nous l'avons vu, la définition de l'ostéoporose donnée par l'OMS en 1991 évoquait la conjonction d'une diminution de la quantité d'os et d'altérations qualitatives de sa microarchitecture. Cette définition a été révisée en 1994, au profit du seul T-score densitométrique (voir page 23), rejetant la dimension qualitative de la perte osseuse aux oubliettes de l'histoire de la maladie ostéoporotique. Pourquoi ? Parce qu'à l'heure où j'écris ces lignes, nous ne disposons toujours pas d'une technique simple, fiable et utilisable en routine capable d'apprécier cette fameuse microarchitecture osseuse (MAO).

Pourtant, ce déficit microarchitectural pèse lourd dans la diminution de la résistance osseuse, et sa responsabilité augmente avec l'âge : chez la femme de 65 ans, il interviendrait pour 30 % dans la résistance osseuse totale, et pour plus de 50 % au-delà de 75 ans.

La microarchitecture osseuse c'est, tout simplement, l'agencement et la morphologie des travées osseuses au sein de l'os dit « trabéculaire » (voir page 27). Les études pratiquées sur des coupes osseuses de patients ostéoporotiques révèlent ainsi un amincissement progressif de ces travées, avec apparition de perforations en leur sein et appauvrissement du réseau trabéculaire, qui perd sa connectivité et peut finir par disparaître presque entièrement.

Je viens d'évoquer la notion de coupes osseuses, ce qui suppose la réalisation de biopsies. Je vous rassure, elles n'ont définitivement plus droit de cité dans l'exploration en routine d'une personne atteinte d'ostéoporose[1]. Sans nul doute, la détermination de la MAO constitue aujourd'hui l'un des grands enjeux des cinq à dix prochaines années dans l'évaluation et le traitement de l'ostéoporose.

En guise de conclusion, retenez que le traitement de l'ostéoporose, que je m'en vais aborder de ce pas, est la conséquence directe des progrès de géant accomplis depuis ces dernières années. Ces progrès portent aussi bien sur la compréhension des mécanismes intimes de la maladie que sur son diagnostic. Logiquement, vous allez le découvrir, les traitements ont suivi la même rassurante progression. Et qu'il me soit permis ici de pousser un « cocorico » aussi franchouillard que tonitruant : ces formidables progrès, nous les devons en grande partie à la recherche française, particulièrement dynamique et affûtée dans ce domaine.

1. La microarchitecture du tissu osseux peut être « approchée » par d'autres techniques d'imagerie, toujours au stade de l'expérimentation à l'heure actuelle, très complexes mais non invasives, dérivées de l'IRM, du scanner (microtomodensitométrie quantitative) et nous l'avons vu, de l'évaluation osseuse ultrasonique.

6

Comment protéger ses os ?

« L'homme mange, mais l'homme d'esprit seul sait manger. »

Anthelme BRILLAT-SAVARIN,
Physiologie du goût.

« Moi, je suis assez terrorisé par les femmes sportives. Leur sang a une façon de circuler que je trouve un peu voyante. Elles respirent comme si, chaque fois, elles découvraient l'oxygène. »

Jules ROMAINS, *Lucienne.*

Le traitement de l'ostéoporose débute le jour de la naissance. Cette assertion peut prêter à sourires condescendants : vous savez maintenant que cette maladie est surtout le lot des femmes qui, quoique éternellement jeunes, ont néanmoins dépassé le cap de la cinquantaine. Cela est vrai, mais je maintiens que votre statut osseux à 70 ans dépend étroitement d'événements bien antérieurs, sur lesquels une action est possible.

En tout état de cause, et dussai-je me répéter, l'accent doit être mis sur une notion primordiale : le meilleur traitement de la maladie ostéoporotique, c'est-à-dire le plus efficace en même temps que le mieux toléré et le moins onéreux, est le traitement préventif. Les modalités de cette prévention diffèrent selon les périodes de la vie. De la naissance jusqu'à l'âge de 25 ans, il faut tout faire pour « gagner » le maximum de masse osseuse et atteindre un pic « himalayen », au-delà duquel la perte osseuse est inéluctable. Entre 20 et 50 ans, il faut précisément chercher à minimiser cette perte osseuse physiologique. Après la ménopause, la prévention passe par diverses options, au premier rang desquelles se situe le très médiatisé traitement hormonal substitutif (THS). Chez le sujet âgé enfin, il n'est pas question de baisser les bras et une prévention s'avère plus que jamais indispensable, portant aussi bien sur la perte osseuse elle-même que sur la fâcheuse propension aux chutes, pourvoyeuses de fractures.

Lorsque cette démarche préventive a été négligée, ou n'a malheureusement pas suffi, c'est à la maladie ostéoporotique elle-même qu'il va falloir s'attaquer. Mais là encore, il faut rester dans une logique de prévention. Ainsi, lorsque l'ostéoporose n'est encore « que » densitométrique, la stratégie thérapeutique est fort simple : il faut tout faire pour éviter la première fracture. Lorsque le mal est fait et que l'ostéoporose est déjà fracturaire, le maître mot du thérapeute est d'une entêtante constance : prévention encore et toujours, en l'occurrence d'autres événements fracturaires car, même lorsque la maladie s'est malheureusement manifestée, il y a, soyez-en déjà persuadée, toujours quelque chose à faire.

Dans l'enfance et l'adolescence

L'enfance et la période pubertaire représentent une période cruciale pour « l'avenir squelettique » de l'individu.

Pendant cette période d'acquisition du capital osseux, culminant au pic de masse osseuse aux environs de l'âge de 25 ans, le but n'est pas véritablement d'éviter de perdre de l'os, mais au contraire d'en gagner le plus possible. Plus le pic est élevé, moins important sera le risque que la décroissance inéluctable qui lui succède n'atteigne des zones dangereuses : pour une fois, plus on tombe de haut (en masse osseuse), moins dure est la chute ! Gagner de l'os repose sur deux principes : manger « intelligent » et bouger. Cependant, n'oubliez tout de même pas que l'essentiel du capital osseux à 25 ans est déterminé par les caprices de nos gènes et qu'avec eux il n'y a, jusqu'à preuve du contraire, rien à négocier.

Bien manger

Dans notre pays, il n'y a pas, sauf tristes exceptions, de déficience nutritionnelle globale. En revanche, il est courant de retrouver des déficiences sélectives, portant, dans le cas qui nous occupe, sur le calcium et la vitamine D.

LE CALCIUM

Les besoins calciques quotidiens théoriques sont parfaitement déterminés en fonction de l'âge et du sexe (voir tableau 6).

Ce besoin calcique correspond à la quantité de calcium alimentaire nécessaire à la compensation des pertes obligatoires et à la croissance osseuse. Les pertes obligatoires, essentiellement urinaires, varient entre 150 et 300 mg/jour. Pour compenser cette fuite de calcium, l'apport alimentaire doit être d'au moins 600 à 1 200 mg/jour, car seuls 25 % du calcium ingéré sont effectivement absorbés par la muqueuse intestinale.

Tableau 6 : Apports calciques quotidiens recommandés

Population	*Besoins quotidiens en calcium (mg)*
• ***Nourrissons***	
0-6 mois	*400*
6 mois-1 an	*600*
• ***Enfants***	
1-5 ans	*800*
6-10 ans	*800-1 200*
• ***Adolescents-Adultes jeunes***	
11-24 ans	*1 200-1 500*
• ***Femmes***	
25-50 ans	*1 000*
grossesse-allaitement	*1 200-1 500*
50-60 ans (ménopause)	
– avec THS	*1 000*
– sans THS	*1 500*
après 65 ans	*1 500*
• ***Hommes***	
25-65 ans	*1 000*
après 65 ans	*1 500*

Or chez l'enfant et l'adolescent, les apports calciques alimentaires spontanés sont insuffisants dans plus de deux cas sur trois. Cette carence, lourde de conséquences, est surtout liée à la faible attirance qu'ont nos chérubins pour les laitages, les fruits et les légumes, quand elle ne résulte pas des campagnes obscurantistes de dénigrement du lait. De plus, ce dégoût relatif pour les produits laitiers se double volontiers d'une attraction assez morbide pour certains sodas (d'origine américaine et à la composition incertaine... je n'en dirai pas plus), pauvres en calcium mais riches en phosphates, ces derniers diminuant l'absorption digestive du calcium.

Quoi que l'on fasse, la majeure partie du calcium alimentaire provient du lait et des produits laitiers (yaourts, fromages, entremets, crèmes glacées...), qui représentent 70 à 75 % de l'apport calcique. La viande et le poisson d'une part, les fruits, les légumes et le pain d'autre part, apportent moins de 10 % de la ration calcique quotidienne.

Enfin, les eaux minérales constituent, pour certaines d'entre elles tout au moins, d'intéressantes « sources » de calcium (voir tableau 7).

Tableau 7 : Contenu en calcium de quelques eaux minérales (pour un apport calcique sans prise de poids !)

Eaux minérales*	***Quantité de calcium par litre***
Hépar	*555 mg*
Contrex	*486 mg*
Vittel	*202 mg*
Salvetat	*253 mg*
Perrier	*147 mg*

* Liste non exhaustive

Quelques connaissances diététiques sommaires, associées à vos légendaires dons culinaires et à une pincée de ruse, vous permettront facilement d'assurer à vos chères têtes blondes (ainsi qu'à vous-même...) un apport calcique optimal, sans être obligé de recourir à une supplémentation calcique médicamenteuse. Aidez-vous pour cela d'un tableau d'équivalences calciques (voir tableau 8), d'un autoquestionnaire d'évaluation de la ration calcique quotidienne (voir tableau 9), d'un bon manuel de recettes (dont je vous laisse le choix) et de votre imagination toujours féconde. Le tour est joué : le calcium envahit vos assiettes, sans même que le mot « lait » soit seulement évoqué !

L'acharnement dont vous devez faire preuve pour enrichir en calcium les festins de votre progéniture n'est pas un vain mot. Pendant l'enfance, et surtout l'adolescence, la captation du calcium par l'os est majeure, singulièrement entre 8 et 12 ans chez la fille et entre 10 et 14 ans chez le garçon, c'est-à-dire juste avant et au début de la puberté. Durant cette période, la masse osseuse s'accroît de près de 10 % par an !

Tableau 8 : Équivalences calciques

Les valeurs sont données en milligrammes (mg) de calcium pour une portion moyenne, dont le poids (avant cuisson) ou le volume est indiqué entre parenthèses.
** Représente la moyenne de plusieurs aliments du même groupe.*
Une grosse portion = une portion moyenne × 1,5
Une petite portion = une portion moyenne × 0,5

1. Lait : 1 bol = 3 verres, 1 verre (100 ml) = 1 tasse	120 mg
2. 1 yaourt (125 g) = 1 crème dessert	150 mg
3. Fromage blanc (100 g) = 1 pot individuel	95 mg*
4. Petit suisse : petit modèle grand modèle	28 mg 56 mg
5. Fromage à pâte cuite (30 g)	263 mg*
6. Fromage à pâte molle (30 g)	120 mg*
7. Viande et poisson (120 g)	15 mg
8. 1 œuf	28 mg
9. Pommes de terre (200 g)	20 mg
10. Frites (160 g)	96 mg
11. Pâtes (50 g) = semoule	10 mg
12. Légumes secs (75 g)	53 mg*
13. Légumes verts (200 g)	94 mg*
14. Pain : 1 ficelle (100 g) 1 baguette (200 g) 1 biscotte (10 g)	25 mg 50 mg 4 mg
15. 1 fruit (150 g)	25 mg*
16 et 17. Chocolat : 1 barre de chocolat au lait ou blanc (20 g) 1 barre de chocolat noir (20 g) 1 tablette de chocolat au lait ou blanc (100 g) 1 tablette de chocolat noir (100 g)	 43 mg 13 mg 214 mg 63 mg
18. Eau du robinet (100 ml) = 1 verre	9 mg

19. Eau minérale, pour un verre (100 ml) :	
Badoit	*22 mg*
Évian	*8 mg*
Contrexéville	*46 mg*
Perrier	*14 mg*
Vichy St-Yorre	*8 mg*
Vittel Hépar	*55 mg*
Vittel Grande Source	*20 mg**
autre ou non précisée	*10 mg**
20. Autres boissons :	
1 verre de vin, bière, cidre, jus de fruits	*7 mg**

* Extrait de *Ostéoporose en 100 questions,* Éditions AP-HP

Tableau 9 : Calcul de vos apports calciques quotidiens

Aliment	***Nbre/jour***	***Apport en calcium***	***Total***
1 verre de lait (15 cl)		*× 150 mg*	
Fromage à pâte molle (1 portion) [époisses, camembert, munster...]*		*× 200 mg*	
Fromage à pâte pressée (1 portion) [comté, reblochon, gouda...]*		*× 400 mg*	
Fromage de chèvre (1 portion)*		*× 50 mg*	
Fromage fondu (1 portion) [type Vache qui rit]		*× 100 mg*	
Fromage blanc (100 g)*		*× 115 mg*	
Yaourt		*× 180 mg*	
Petit-suisse		*× 30 mg*	
Beurre (1 noix)		*× 1 mg*	
Viande et poisson (100 g)*		*× 20 mg*	

Aliment	*Nbre/jour*	*Apport en calcium*	*Total*
Œuf		*× 25 mg*	
Légumes (1 portion)*		*× 60 mg*	
Pâtes (1 portion)		*× 20 mg*	
Frites (1 portion)		*× 30 mg*	
Eau minérale (15 cl)*		*× 35 mg*	
Eau du robinet (15 cl)		*× 15 mg*	
Pain (1/2 baguette)		*× 25 mg*	
Ration calcique journalière * Représente la moyenne de plusieurs aliments du même groupe			

Les apports recommandés en calcium sont d'environ 800 mg/jour entre 4 et 8 ans, et doivent passer à 1 200 mg/jour entre 9 et 14 ans pour faire face à « l'avidité » de l'os en croissance. Enfin, il ne faut pas négliger les apports calciques entre 15 et 20 ans, c'est-à-dire après la période pubertaire, car la masse osseuse continue à progresser pendant quelques années.

Alors mesdames (et messieurs ?), à vos tabliers et à vos fourneaux, le pic de masse osseuse de votre descendance vous en remerciera !

La vitamine D

Les besoins quotidiens en vitamine D sont, dans des conditions de vie normales, largement couverts par la production naturelle de la peau... sauf aux deux extrêmes de la vie : une supplémentation vitaminique D est nécessaire chez le nourrisson, et dans certains cas, chez le sujet très âgé (voir tableau 10).

Cependant, les réserves en vitamine D de l'organisme, bien reflétées par le dosage sanguin, sont très variables en fonction des saisons et des zones géographiques, témoignant du rôle essentiel joué par l'ensoleillement. Maximales en fin d'été, ces réserves sont très basses en fin d'hiver, surtout dans les zones urbaines du nord de la France, où le

Tableau 10 : Besoins vitaminiques D en fonction de l'âge	
Nourrisson	*1 000 UI/j*
Enfant-adulte	*100 à 400 UI/j*
Grossesse et allaitement	*800 UI/j*
Sujet âgé	*800 à 1 000 UI/j*

faible ensoleillement endémique se conjugue à la pollution atmosphérique et à l'absorption des rayons ultraviolets par les vitres.

Dans ces régions, la carence vitaminique est possible, justifiant une supplémentation médicamenteuse hivernale chez l'enfant en croissance. Pour l'anecdote, signalons enfin les grands déficits en vitamine D parfois observés chez certains stakhanovistes de la protection solaire, ne sortant de leur domicile qu'en scaphandre et enduits d'écran total !

Éloge de l'activité physique

La majeure partie (environ 80 %) de notre capital osseux à 25 ans est, nous l'avons vu, déterminée génétiquement et donc non modulable. Le « bonus » des 20 % restants dépend, certes, d'un apport vitamino-calcique correct pendant l'enfance et l'adolescence, mais aussi, pendant cette même période, d'une activité physique adéquate. L'un et l'autre permettent assurément d'optimaliser le capital osseux en voie de constitution.

Par quels mécanismes le sport augmente-t-il le capital osseux ?

L'activité physique est à l'origine de contraintes mécaniques, qui stimulent intensément le remodelage osseux. Ces contraintes exercées sur le squelette sont des compressions, résultat surtout de la pratique de sports dits « en charge », et des tractions, produites par la contraction des muscles.

Quel sport privilégier ?

Les activités « en charge », telles que la marche, la course, la danse, les jeux de ballon, la gymnastique, le judo... et j'en passe, favorisent surtout l'acquisition osseuse pour le squelette porteur (membres inférieurs et colonne vertébrale). Le rôle des tractions musculaires semble plus important aux membres supérieurs. Des travaux passionnants ont ainsi démontré, chez de jeunes joueurs de tennis, une augmentation de plus de 30 % de la masse osseuse pour le bras tenant la raquette, par comparaison au bras opposé.

À l'inverse, les sports « en décharge », comme le cyclisme ou la natation, où les forces compressives n'existent plus, n'entraînent que peu ou pas de gain osseux.

Quelle que soit la discipline sportive choisie par l'enfant, elle doit être exercée avec modération. En effet, chez la jeune fille, le sport pratiqué de façon excessive peut paradoxalement entraîner une réduction du capital osseux, du fait d'une diminution de la production estrogénique avec arrêt des règles.

> En résumé, activité physique oui, mais de façon raisonnable, le meilleur « dosage » correspondant à une demi-heure de sport trois fois par semaine.

Surveiller !

À de bien nombreux égards, la puberté est une période « à haut risque » dans la vie d'un individu. Au plan osseux, elle l'est tout particulièrement puisque, je le répète, c'est durant cette période que se constitue le capital osseux à partir duquel il faudra « tenir » jusqu'à ce que mort s'ensuive.

> **Attention !**
> Tout état pathologique survenant au cours de la puberté peut être à l'origine d'un déficit osseux sévère et inconstamment réversible, comme l'attestent par exemple les dégâts squelettiques accompagnant l'anorexie mentale lorsqu'elle débute à cette période de l'existence.

Un simple retard pubertaire pourrait également retentir sur la hauteur du pic de masse osseuse. Il vous incombe donc, chers parents, de surveiller l'alimentation et l'activité physique de vos bambins, mais aussi leur courbe de poids et leur développement physique. Je vous accorde que cette bienveillante attention n'est pas toujours tâche aisée chez l'adolescent, par définition pudique et opposant, mais apprenez à résister... ou à déléguer habilement à votre médecin traitant (ou pédiatre, ou gynécologue).

À l'âge adulte

Entre 25 et 50 ans, c'est-à-dire après avoir culminé au pic de masse osseuse, votre capital squelettique fond inexorablement, comme « neige au soleil ». Votre mission va alors consister à « limiter la casse », c'est-à-dire à réduire au maximum la vitesse et l'ampleur de la perte osseuse, afin d'arriver à la ménopause avec un squelette « de jeune fille » (et le reste à l'avenant...).

Une alimentation saine (toujours)

Les recommandations alimentaires durant l'adolescence restent d'actualité chez l'adulte, en particulier pour la ration calcique quotidienne, dont on estime qu'elle est insuffisante chez plus de 50 % des femmes (voir tableau 6, page 98).

S'y ajoutent quelques conseils de modération concernant le tabac, l'alcool (et le café ?), lorsqu'il y a abus manifeste.

Enfin, l'alimentation ne doit pas être trop riche en protéines, qui favorisent la fuite urinaire de calcium (que penser alors de certains régimes amaigrissants hyperprotéinés ?). Pour la même raison, l'excès de sel, décidément de plus en plus décrié, doit être évité.

En bref, le bon régime « anti-ostéoporose » est assez banal, très varié et peu restrictif : on ne vous demande qu'un peu de modération... sauf sur les produits laitiers, que l'on vous recommande *ad libitum*. Aux dernières nouvelles, l'huile d'olive, décidément très branchée et mise, si j'ose dire, « à toutes les sauces », pourrait réduire l'ostéoporose induite par les maladies inflammatoires chroniques... chez le rat.

La grossesse entame-t-elle le capital osseux ?

Chez la femme entre 20 et 45 ans, « l'attente de l'heureux événement » peut être un peu problématique pour son squelette. Au cours de la grossesse, l'organisme maternel cède 30 g de calcium au fœtus, tout particulièrement au cours des dernières semaines de gestation. Ce calcium est bien sûr destiné à constituer le squelette fœtal.

Ce « pompage » du calcium maternel par le fœtus suppose quelques adaptations : augmentation de l'absorption intestinale du calcium, et donc augmentation des apports alimentaires (voir tableau 6), nécessaires pour couvrir l'accroissement conjoncturel des besoins calciques. Ces besoins doivent être d'autant plus couverts lorsqu'il y a grossesses multiples ou rapprochées.

Mais pour les mères les plus méritantes, pas d'angoisse : certaines études ont suggéré un effet protecteur du nombre de grossesses sur le risque de fracture du col fémoral. En fait, la grossesse semble toujours s'accompagner d'une perte osseuse modérée, surtout nette au troisième trimestre, et régressive en quelques semaines après l'accouchement... sauf en cas d'allaitement. Là encore, il existe une demande calcique accrue, en partie couverte par l'augmentation recommandée des apports alimentaires. Celle-ci n'empêche pas une perte osseuse transitoire, mais elle aussi rapidement régressive après le sevrage.

Grossesse et allaitement n'ont donc finalement que peu ou pas de conséquences squelettiques, sauf, éventuellement, en cas d'ostéoporose préexistante (attention, encore et toujours, aux antécédents d'anorexie mentale), justifiant alors une surveillance accrue

Continuer à bouger

Les bonnes habitudes sportives acquises pendant l'enfance et l'adolescence doivent être poursuivies chez l'adulte, ce qui, malheureusement, est souvent du domaine du vœu pieux, pour des raisons aussi multiples que peu recevables...

À la ménopause

C'est bien entendu la période la plus critique. Éviter (ou réduire) la déperdition osseuse liée à la privation estrogénique tient certes de la gageure, mais n'est de loin pas une cause perdue. Les armes dont dispose le thérapeute sont, d'une part, le maintien d'une alimentation adéquate et d'une activité physique adaptée et, d'autre part, les très polémiques traitements hormonaux substitutifs (ou THS), sujet « brûlant » qu'il me va bien falloir aborder.

Bien manger et bouger : encore et toujours !

La bonne ration de calcium

En période post-ménopausique, surtout en l'absence de THS, la ration calcique quotidienne doit être conséquente (voir tableau 6 page 98) et une supplémentation médicamenteuse peut alors s'avérer nécessaire si les apports alimentaires sont jugés insuffisants. De nombreuses études ont en effet démontré l'effet aggravant d'une carence en calcium sur la perte osseuse rapide de la post-ménopause.

Les médicaments contenant du calcium sont nombreux (voir tableau 11) et, pour certains, apportent également de la vitamine D en association (voir tableau 12).

Tableau 11 : Principaux médicaments contenant du calcium		
Nom du produit*	***Présentation***	***Dose de calcium par unité***
• *Cacit® (acide citrique-carbonate)*	*comprimé effervescent*	*1 000 mg ou 500 mg/ comprimé*
• *Calcidose® (carbonate)*	*poudre pour suspension buvable (sachet)*	*500 mg/sachet*
• *Calciforte® (carbonate + chlorure + glucoheptonate + gluconate + lactate + levure)*	*ampoule buvable ou poudre pour suspension buvable (sachet)*	*500 mg/ampoule ou sachet*
• *Calciprat® (carbonate)*	*comprimé à sucer*	*500 mg ou 750 mg/comprimé*
• *Calcium Sandoz® (gluconolactate + carbonate)*	*comprimé effervescent ou poudre pour suspension buvable (sachet)*	*500 mg/comprimé ou sachet*
• *Calperos® (carbonate)*	*comprimé à sucer sécable*	*500 mg/comprimé*
• *Caltrate® (carbonate)*	*comprimé enrobé sécable*	*600 mg/comprimé*
• *Densical® (carbonate)*	*comprimé effervescent ou comprimé à sucer*	*600 mg/comprimé*
• *Fixical® (carbonate)*	*comprimé à croquer ou à sucer*	*500 mg/comprimé*
• *Orocal® (carbonate)*	*comprimé à sucer*	*500 mg/comprimé*
• *Ostram® (phosphate)*	*poudre pour suspension buvable (sachet)*	*600 mg ou 1 200 mg/sachet*
* Liste non exhaustive (*Vidal 2003*)		

Tableau 12 : Principales associations calcium + vitamine D		
Nom du produit*	***Présentation***	***Dose de calcium et dose de vitamine D par unité***
• *Cacit® vitamine D3*	*sachet (granulés effervescents)*	*1 000 mg/880 UI par sachet*
• *Calcidose® vitamine D*	*sachet (poudre pour suspension buvable)*	*500 mg/400 UI par sachet*
• *Calciprat® vitamine D3*	*comprimé à sucer*	*500 mg/400 UI par comprimé*
• *Calcium-vitamine D3 GNR®*	*comprimé à sucer ou à croquer*	*500 mg/400 UI par comprimé*
• *Calperos D3®*	*comprimé à sucer*	*500 mg/400 UI par comprimé*
• *Caltrate® vitamine D3*	*comprimé à avaler*	*600 mg/400 UI par comprimé*
• *Densical® vitamine D3*	*comprimé à croquer et à sucer* *sachet (granulés pour solution buvable)*	*500 mg/400 UI par sachet ou comprimé*
• *Fixical® vitamine D3*	*comprimé à croquer et à sucer*	*500 mg/400 UI par comprimé*
• *Orocal® vitamine D3*	*comprimé à sucer*	*500 mg/400 UI par comprimé*
• *Osteocal® vitamine D3*	*comprimé à sucer*	*500 mg/400 UI par comprimé*
• *Ostram® vitamine D3*	*sachet (poudre pour suspension buvable)*	*1 200 mg/800 UI par sachet*
* Liste non exhaustive (*Vidal 2003*)		

« Comment choisir le bon médicament ? »

Le choix du médicament dépend de multiples paramètres. Certains sont inhérents à vos préférences : présentation galénique (comprimés à croquer, à sucer ou effervescents, poudre pour suspension buvable, sirop), goût, consistance, etc. D'autres paramètres sont plus « scientifiques » et déterminent plutôt le choix de vos médecins : dose de calcium apportée par unité, nécessité ou non d'un apport associé de vitamine D, quantité de sel et de sucre par unité, etc.

« Fait-il grossir ? »

Quel que soit le médicament prescrit, sachez qu'il ne vous fera pas grossir, et que si c'est malheureusement le cas, il faudra plutôt accuser la chute des estrogènes... voire votre gourmandise !

Quel exercice physique ?

Précisément, pour éviter toute prise de poids, pourquoi ne pas recourir à l'exercice physique ? Cela tombe d'autant mieux que le sport permet, cela a été démontré, de ralentir la perte osseuse post-ménopausique. Les activités en charge sont les plus intéressantes, au premier rang desquelles la marche (et la course encore mieux), tout simplement. Une gymnastique « ciblée », et pas trop contraignante, peut être également recommandée pour protéger les zones les plus sensibles, c'est-à-dire les plus à risque de fracture.

— les poignets, par des exercices mettant à contribution les muscles des avant-bras (voir figure 3) ;

— le rachis lombaire, par la contraction des muscles psoas qui s'insèrent sur les vertèbres lombaires (voir figure 4, page 112) ;

— le rachis dorsal, par la sollicitation des muscles spinaux (voir figure 5, page 113) ;

— les hanches, par la sollicitation des muscles moyens fessiers, qui se fixent sur l'extrémité supérieure du fémur (voir figure 6, page 114).

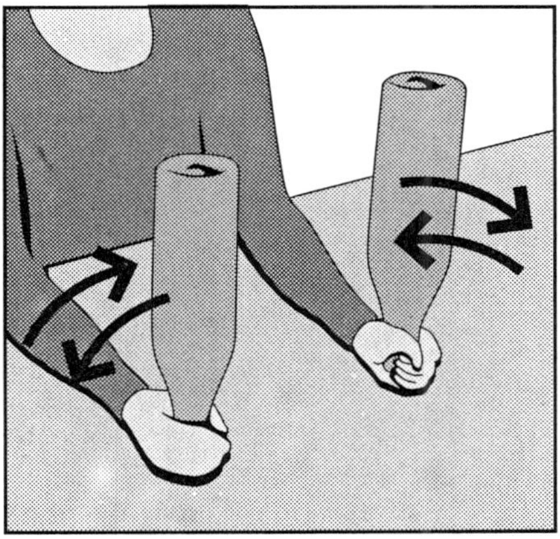

Figure 3 : Contractions des muscles des avant-bras pour protéger le squelette des poignets. Vous faites basculer des bouteilles (remplies d'eau ou du breuvage de votre choix) vers l'extérieur puis les ramenez à la verticale. Ce mouvement alternatif est à répéter une cinquantaine de fois chaque jour.
(Extrait de Ostéoporose en 100 questions, *Éditions AP-HP.)*

Tous ces exercices n'ont d'intérêt que lorsqu'ils sont *régulièrement* réalisés. Si vous les interrompez trop longtemps, vous retournerez très vite à la case départ. Enfin, sans constituer des épreuves d'athlétisme de haut niveau, ces exercices doivent être réalisés avec modération et une progression régulière. Sinon, gare aux tendinites !

Mais si la solitude vous pèse (ou que la motivation vous manque un peu) et que vous préférez transpirer en groupe, n'hésitez pas à vous inscrire à un cours collectif de gymnastique, après avoir vérifié que les participantes sont bien dans votre tranche d'âge (sinon, vous aurez du mal à suivre et, là encore, vous risquez de souffrir).

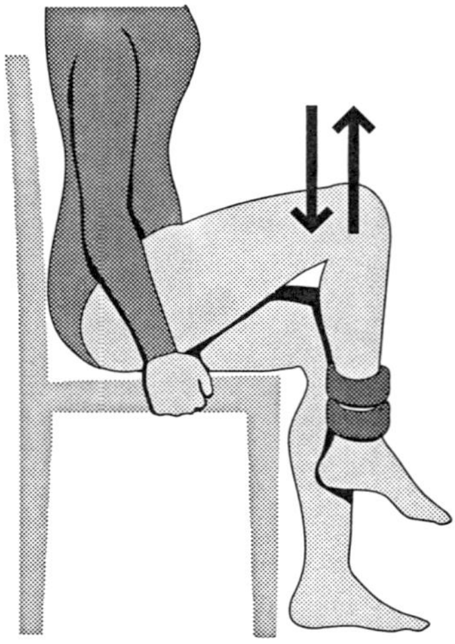

Figure 4 : Exercices de flexion des cuisses sollicitant les muscles psoas, pour protéger votre colonne lombaire. En position assise, vous décollez la cuisse de la chaise alternativement de chaque côté (50 fois par jour). L'efficacité est augmentée si vous fixez des poids (3 kg) à chaque cheville. (Extrait de Ostéoporose en 100 questions, *Éditions AP-HP.)*

Faut-il prendre un traitement hormonal substitutif (THS) ?

Le principe du THS est simpliste à force d'être simple : apporter à la femme ménopausée ce qui lui fait défaut, c'est-à-dire les estrogènes. De fait, le THS est le traitement préventif de la perte osseuse post-ménopausique à la fois le plus logique, le plus simple, le plus efficace et d'ailleurs le seul remboursé dans cette indication précise. Mais est-il le mieux toléré ?

En juillet 2002, le concept de substitution hormonale a en effet vécu un séisme d'une magnitude médiatique sans précédents, aussi peu rationnel que lourd de conséquences. Les gynécologues français,

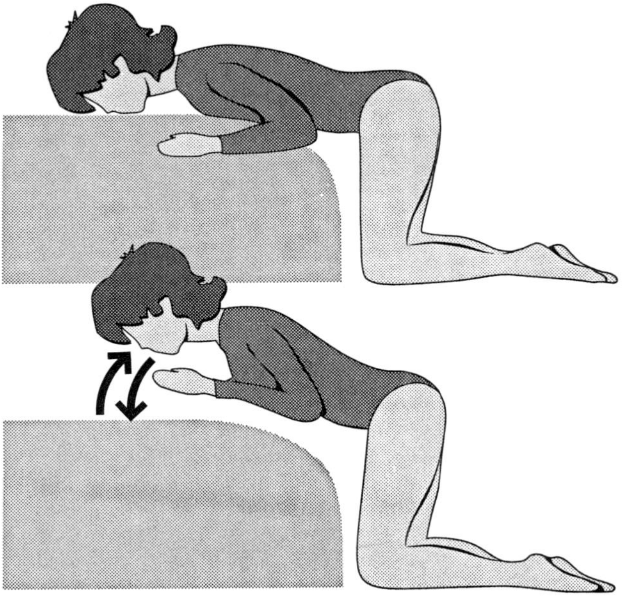

Figure 5 : Exercices d'extension du tronc sollicitant les muscles spinaux, pour protéger votre colonne dorsale. À genoux devant votre lit, le tronc y reposant, vous faites des mouvements d'extension du buste de faible amplitude (30 fois par jour), sans creuser les reins. (Extrait de Ostéoporose en 100 questions, *Éditions AP-HP.)*

d'abord abasourdis, n'ont pas manqué de réagir, mais le mal était fait et le THS, dont l'essor est toujours resté assez limité, a encore pris une bonne décharge de chevrotines dans l'aile. Avant 2002 en France, seule une femme ménopausée sur cinq acceptait le principe du THS, avec abandon du traitement au cours de la première année dans plus de la moitié des cas. Sans nul doute, les récents démêlés médiatiques des estrogènes ont encore dû décourager nombre de candidates potentielles.

Nous reviendrons longuement sur les résultats de cette fameuse étude américaine WHI (*Women's Health Initiative*) et sur la valeur qu'il faut leur accorder. Mais avant d'entrer dans la polémique, rappelons ce qui est connu, éprouvé et confirmé.

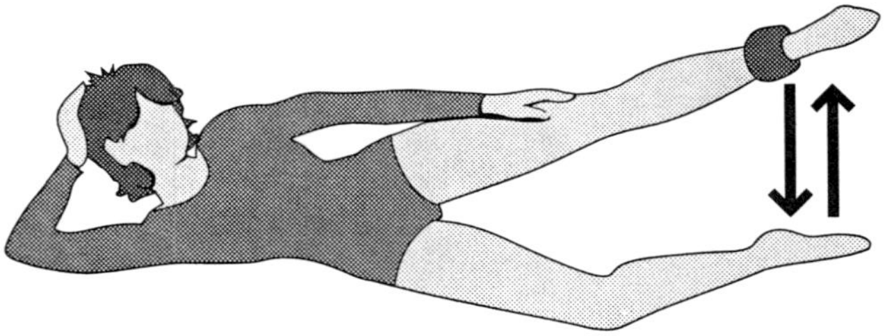

Figure 6 : Exercices d'élévation latérale des cuisses sollicitant le muscle moyen fessier, pour protéger vos fémurs. Couchée sur le côté, vous élevez latéralement le membre inférieur bien tendu (avec si possible un poids de 1,5 kg à la cheville), puis le reposez après quelques secondes (30 fois par jour de chaque côté). (Extrait de Ostéoporose en 100 questions, *Éditions AP-HP.)*

Comment agissent les estrogènes sur l'os ?

Leur action principale consiste en une puissante inhibition de l'activité des ostéoclastes « mangeurs d'os ». Leur carence, induite par la ménopause, libère cette inhibition ostéoclastique et explique la perte osseuse rapide de la ménopause envisagée plus haut. Ainsi, l'apport d'estrogènes en remplacement (ou substitution) de ceux naturellement produits par les ovaires maintient l'inhibition des ostéoclastes et prévient leurs dégâts osseux.

Plus accessoirement, les estrogènes ont aussi une probable activité de stimulation des ostéoblastes « réparateurs ».

Quels estrogènes utiliser, comment et à quelles doses ?

En France, et le plus souvent en Europe, le THS repose quasi constamment sur l'association d'un œstrogène naturel, le 17 β estradiol, et d'un progestatif. Aux États-Unis, l'estrogène utilisé est, la plupart du temps, un dérivé conjugué d'origine équine (extrait d'une jument), administré par voie orale (0,625 mg/jour).

Le 17 β estradiol peut être utilisé, en traitement continu ou discontinu (21 jours sur 28), par différentes voies et à des posologies dites « minimales efficaces » :

— voie orale : 2 mg/jour ;
— voie percutanée (gel) : 1,5 mg/jour en une seule application ;
— voie transcutanée (patch) : 50 µg/jour, avec renouvellement du timbre 1 à 2 fois/semaine ;
— voie nasale.

Un progestatif doit être systématiquement associé aux estrogènes, au moins 12 jours par mois, sauf en cas d'antécédent d'hystérectomie (ablation chirurgicale de l'utérus). En effet, les estrogènes entraînent un épaississement de la paroi de l'utérus, avec risque d'hémorragie et surtout de cancer, que prévient la coprescription du progestatif.

Pour quelles femmes ?

Aucune femme n'étant épargnée par la ménopause, toutes devraient, en théorie, accepter pour leur plus grand bien la prescription d'un THS. En réalité, peu nombreuses sont celles qui l'acceptent effectivement. C'est d'ailleurs pour les récalcitrantes que le « ciblage » des patientes au risque d'ostéoporose le plus élevé s'impose le plus impérativement.

Ce tri repose, nous l'avons dit, sur le recueil des éventuels facteurs de risque et, surtout, sur le dépistage densitométrique, qu'il faut donc une fois de plus promouvoir comme un examen prioritaire de santé publique. Si cette démarche aboutit à recommander « vigoureusement » le recours au THS, il reste à en vérifier l'absence de contre-indication :

— cancer du sein connu ou suspecté ;
— tumeurs dites « estrogéno-dépendantes », dont la croissance est directement influencée par ces hormones ;
— accident thrombo-embolique artériel ou veineux récent ou en évolution. En cas d'antécédent plus ancien, le THS ne sera envisagé qu'après évaluation attentive du rapport bénéfice/

risque, en privilégiant les traitements estrogéniques per ou transcutanés, réputés moins thrombogènes que les traitements oraux ;
— saignement génital d'origine inconnue ;
— maladie hépatique grave, aiguë ou chronique ;
— maladie cardiaque emboligène (pouvant être à l'origine d'embolies cérébrales par exemple).

Le THS est-il efficace ?

Avant tout, n'oublions surtout pas que le THS est par définition le meilleur traitement des symptômes dits « climatériques », c'est-à-dire des manifestations fonctionnelles de la ménopause : bouffées de chaleur, sécheresse de la peau et des muqueuses, troubles psycho-affectifs... L'oublier, au profit de la seule prévention de l'ostéoporose, serait vouloir réduire la femme ménopausée à son squelette, ce qui ne viendrait assurément à l'idée de personne !

Cela étant, la principale justification du THS repose incontestablement sur sa capacité à prévenir la perte osseuse de la ménopause et les fractures de l'ostéoporose. Cet effet protecteur des estrogènes est directement proportionnel à la dose administrée et à la durée du traitement. Plus la posologie est élevée et l'administration prolongée, meilleure est la protection osseuse... mais plus le risque d'effets secondaires augmente. La perception de cette balance bénéfice/risque a conduit à la réduction progressive des posologies quotidiennes (voir tableau 13) et de la durée du traitement, autrefois quasi illimitée et maintenant ramenée à moins de dix ans.

Un THS poursuivi régulièrement au moins sept ans permet une réduction d'environ 50 % du risque de fracture vertébrale et du col fémoral. La substitution estrogénique doit idéalement être instituée dans les deux ans suivant la ménopause, mais un bénéfice osseux significatif peut être obtenu quels que soient l'âge de début du THS et l'ancienneté de la ménopause. Cependant, lorsque ce traitement est institué plusieurs années après la ménopause, il doit être débuté à très faibles doses et de façon continue, afin d'éviter la réapparition des règles.

Tableau 13 : Posologies minimales d'estrogènes pour la prévention de l'ostéoporose post-ménopausique (conférence de consensus, Copenhague 1991)	
Estrogènes conjugés équins	*0,625 mg/j*
17 β-estradiol :	
voie orale	*2 mg/j*
voie percutanée	*1,5 mg/j*
voie transdermique	*50 µg/j*

Que se passe-t-il après l'interruption du THS ?

Malheureusement, rien de très bon pour vos os. En effet, l'arrêt de l'apport en estrogènes a pour conséquence une perte osseuse accélérée, superposable en intensité à la déperdition rapide observée dans les cinq ans suivant la ménopause naturelle. Autrement dit, le THS réalise une parfaite illustration médicale du fameux vers de Lamartine : « Ô temps, suspends ton vol. » La perte osseuse est contrôlée tant que dure le traitement, et reprend sa chute vertigineuse dans les années suivant son interruption : l'augmentation du risque de fracture n'est donc pas complètement annulée par le THS, mais décalée dans le temps. Fort heureusement pour vous, d'autres traitements sont là pour prendre le relais, si nécessaire, le moment venu.

Une question revient régulièrement dans votre discours : le THS procure-t-il une protection constante et absolue contre l'ostéoporose et ses méfaits ? Très catégoriquement, je réponds non, et vous êtes nombreuses à subir de cruelles désillusions lorsque, après dix ans de bonne et loyale compliance au THS, le verdict densitométrique vous « renvoie dans les cordes ». Les raisons sont multiples : résistance aux estrogènes (5 à 10 % des patients sont réfractaires à leurs effets osseux), trop faibles posologies utilisées, « entorses » répétées à l'observance au traitement. Mais surtout, ostéoporose préexistante à la survenue de la ménopause, dont le THS permettra tout au plus la stabilisation, mais sûrement pas la guérison. Pour cette principale raison, les recommandations officielles, selon lesquelles le dépistage ostéodensitométrique « n'est pas recommandé » si un THS est institué à la ménopause, doivent être, à mon avis, fortement nuancées. Si les facteurs de risque sont nombreux et « haut placés » dans l'échelle hiérarchique (en particulier : antécédent maternel de fracture ostéoporotique et faible indice de masse corporelle), le dépistage densitométrique me paraît s'imposer, même si le principe du THS est admis.

D'autres effets bénéfiques des estrogènes doivent être mentionnés :

— diminution de 40 % du risque de cancer du côlon, ce qui correspond à 6 cas de cancer en moins pour 10 000 femmes traitées pendant une année, dixit l'étude WHI ;

— amélioration des désordres lipidiques induits par la ménopause : augmentation du « bon » cholestérol (HDL-cholestérol) et diminution du « mauvais » (LDL-cholestérol).

Enfin, je voudrais ici rapporter un effet bénéfique probable du THS, observé « sur le terrain » mais n'ayant pas, à ma connaissance, fait l'objet de travaux scientifiques particuliers. Les estrogènes semblent en effet également doués de certaines propriétés anti-arthrosiques, comme l'attestent les fréquentes poussées d'arthrose (aux doigts notamment) dans les mois suivant l'installation de la ménopause ou l'arrêt d'un THS. À méditer (et évaluer).

Le THS est-il dangereux ?

C'est là que le bât blesse furieusement, et de plus en plus. La fameuse étude WHI a incontestablement jeté de l'huile sur le feu de la controverse, en confirmant certains effets secondaires fâcheux et en en révélant de nouveaux, dont nous étions, il faut bien le reconnaître, bien loin de nous douter.

La tolérance du THS peut être difficile (prise de poids, gonflement et douleurs des seins, saignements utérins), surtout lorsqu'il est débuté à distance de la ménopause. Mais il ne s'agit là que de simples désagréments, sans gravité aucune et souvent réversibles à la diminution des doses.

Bien différents quant à leur pronostic sont les risques de cancer du sein et de complications cardiovasculaires.

THS ET CANCER DU SEIN

Une grande analyse, publiée en 1997 et regroupant tous les résultats obtenus au cours d'études antérieures de bonne qualité, avait déjà permis d'affirmer l'augmentation du risque de cancer du sein sous THS. Ce risque est de 2 pour 1 000 femmes prenant un THS pendant cinq ans, de 6 pour 1 000 femmes traitées pendant dix ans et de 12 pour 1 000 femmes sous traitement pendant quinze ans. Le risque est donc relativement faible, mais il existe.

L'étude WHI a confirmé sa réalité, faisant état d'une augmentation du risque de cancer du sein de 26 % chez les femmes sous THS, par comparaison aux patientes recevant un placebo. Ce chiffre correspond à un risque absolu de 8 cas supplémentaires de cancer du sein pour « 10 000 années-femme » (c'est-à-dire pour 10 000 femmes traitées par THS pendant un an). Cependant, cette augmentation du risque s'estompe à partir de la sixième année de traitement : le THS aurait donc plus un rôle d'accélérateur du développement de petits cancers préexistants à son institution qu'un rôle véritablement initiateur. De plus, l'étude WHI a confirmé que la mortalité par cancer du sein n'est pas différente lorsqu'il apparaît spontanément ou sous THS, probablement du fait de la précocité du dépistage par mammographie chez les patientes sous traitement.

L'étude britannique MWS, publiée en août 2003 et portant sur plus d'un million de patientes sous THS, est venue jeter encore un peu plus d'huile sur le feu de la polémique en confirmant, logiquement, l'accroissement du risque de cancer du sein par la substitution hormonale.

En bref, le THS augmente indéniablement le risque de cancer du sein, mais cette augmentation est faible et ne fait finalement que justifier l'importance d'une surveillance clinique et mammographique régulière chez les femmes sous THS, comme chez les autres d'ailleurs.

THS et phlébite

Le THS multiplie par 3 le risque de faire une thrombose veineuse ou phlébite (éventuellement compliquée d'embolie pulmonaire). Cette franche augmentation du risque veineux est connue depuis longtemps et s'est vue confirmée par l'étude WHI, justifiant pleinement le respect des contre-indications classiques (voir page 115).

THS et accidents cardio-vasculaires

Si j'avais commis ce modeste ouvrage en juin 2002, je vous aurais affirmé avec la plus sincère conviction que le THS avait un effet protecteur pour vos artères et votre cœur... et je vous aurais menti ! C'est là certainement le plus gros pavé jeté par l'étude WHI dans la mare de nos (in)certitudes concernant le THS. En effet, il nous faut maintenant reconnaître l'inverse : les estrogènes prescrits à la ménopause sont dangereux pour le cœur et les vaisseaux, et les chiffres sont éloquents. Le THS accroît le risque d'accidents cardiaques de 29 % (soit 7 cas supplémentaires pour 10 000 « années-femme ») et celui d'accidents vasculaires cérébraux de 41 % (soit 8 cas supplémentaires pour 10 000 « années-femme »). Si ces chiffres sont, en valeur absolue, loin d'être effrayants, ils viennent néanmoins alourdir le poids des réticences, rationnelles ou non, au concept de substitution estrogénique. Le nombre considérable d'abandons de traitement dans les suites de cette publication, en juillet 2002, est bien révélateur de l'étendue des dégâts, même si, comme nous le verrons plus bas, les résultats de l'étude WHI méritent certaines corrections.

THS et maladie d'Alzheimer

Là encore, la déception est de taille. Avant juillet 2002, la tendance était à un effet protecteur des estrogènes contre cette terrible maladie dégénérative du système nerveux. Depuis WHI, il semble au contraire que le risque soit significativement majoré par le THS.

Quelques commentaires sur l'étude WHI

Cette étude américaine, débutée en 1993, avait pour objectif d'évaluer précisément et « une bonne fois pour toutes » les bénéfices et les risques liés au THS. Elle a concerné 16 608 femmes âgées de 50 à 79 ans (âge moyen = 63 ans) et réparties en deux groupes : le premier (8 506 patientes) recevant un THS et le second (8 102 patientes) recevant un placebo. Initialement programmée pour une durée de 8 ans, cette étude a été interrompue après une durée moyenne de 5,2 ans en raison d'une balance bénéfice/risque franchement négative, en particulier pour le risque cardio-vasculaire, dans le groupe sous THS. Cette étude, certes ambitieuse, souffre néanmoins de certains « vices de forme », rendant son interprétation quelque peu problématique et son extrapolation à nos patientes franco-françaises plutôt hasardeuse.

1) L'estrogène utilisé, un estrogène conjugué d'origine équine, n'entre pas dans nos habitudes hexagonales de prescriptions. Disons, pour rester simple, que les médecins français se sont toujours méfiés de ce type de produit, lui préférant le classique 17 β estradiol.

2) La population américaine concernée par ce travail n'était probablement pas la plus représentative pour ce type d'étude :

– l'âge moyen était de 63 ans et deux tiers des patientes avaient plus de 60 ans, ce qui n'est pas l'âge habituel pour débuter un THS ;

– plus de deux tiers des patientes présentaient une surcharge pondérale ou une obésité franche, particularité américaine bien connue, et un bon tiers était traité pour hypertension artérielle, qui représentent autant d'excellents facteurs de risque cardio-vasculaire. Ceux-ci ont très probablement « plombé » les effets éventuels du THS sur le système cardiovasculaire.

Sans m'égarer plus loin dans la polémique, je conclurai que l'étude WHI a certainement eu des conséquences positives sur nos comportements médicaux. La première conséquence, particulièrement riante pour le rhumatologue que je suis, est la confirmation irréfutable du bien-fondé des estrogènes pour la prévention de l'ostéoporose, et en particulier pour celle de la fracture du col fémoral (diminution de 34 % du risque fracturaire). La seconde conséquence, valable pour l'ensemble des prescripteurs, est que le THS est certes un traitement logique de la postménopause, mais que la décision d'y recourir ou non doit être mûrement réfléchie et adaptée à chaque patiente, en tenant compte autant des bénéfices attendus que des risques encourus à l'échelon individuel. Enfin, si un THS a été instauré, la réévaluation régulière de ses risques et bénéfices s'impose, justifiant une surveillance attentive et très personnalisée. Peut-être s'était-on un peu assoupi et avait-on oublié l'essentiel avant WHI, qui a donc eu le mérite de nous réveiller... sans doute un peu trop brutalement !

Les alternatives au THS

Si le THS n'est pas envisageable, pour cause de contre-indications, ou qu'il est refusé, pour cause de convictions (éventuellement nourries par WHI), ou encore qu'il est rapidement abandonné, du fait des contraintes, d'effets indésirables bénins ou graves, ou sous l'effet d'une croissante et insupportable anxiété (WHI encore et toujours...), que faire en bref pour prévenir la perte osseuse si les estrogènes ne sont pas votre tasse de thé (avec un nuage de lait SVP, calcium oblige !) ? Tout dépend alors de vos éventuels facteurs de risque et, surtout, de votre score densitométrique, si l'examen s'avère justifié (et il l'est à mon avis d'autant plus qu'il n'y a pas de THS).

► Vos chiffres sont bons : maintenez-les par votre seule alimentation et votre activité physique.

► Vos chiffres sont mauvais : vous entrez donc dans la catégorie « ostéoporose densitométrique » et vous avez droit aux alternatives du THS qui, pour l'instant en France, se résument aux SERM et aux bisphosphonates. N'ayez crainte, ces termes barbares seront largement commentés plus loin. Mais sachez déjà que si votre ostéoporose n'est « que » densitométrique, c'est-à-dire si vous n'avez pas encore eu « la chance » de vous casser une vertèbre ou le fémur, ces alternatives au THS risquent d'être financièrement à votre charge, nous y reviendrons.

Chez les seniors

La population âgée (au-delà de 75 ans) constitue la cible privilégiée de l'ostéoporose, justifiant des efforts tout particuliers de prévention dans deux directions précises : la correction des carences calcique et vitaminique D, et la prévention des chutes.

Comment corriger les déficits en vitamine D et en calcium ?

La carence vitamino-calcique est extrêmement fréquente à cette période de la vie, et s'avère quasi constante chez les patients âgés vivant en maison de retraite. Elle s'intègre habituellement dans un contexte de malnutrition générale, retrouvée chez 5 % des individus de plus de 65 ans vivant au domicile, mais chez près d'un sujet sur deux vivant en institution.

Lorsqu'un déficit vitamino-calcique est mis en évidence ou simplement suspecté, une supplémentation s'impose. La correction d'un tel déficit étant difficile par la seule modification des habitudes alimentaires, aussi délicate chez le sujet âgé qu'elle peut l'être chez l'adolescent, il faut recourir sans hésitation à la supplémentation médicamenteuse, qui se justifie donc pleinement dans cette population. Les associations de calcium et de vitamine D sont ici les bienvenues (voir tableau 12, page 109), devant apporter quotidiennement au moins 1 gramme de calcium et 800 unités internationales (UI) de vitamine D.

Une étude française a ainsi parfaitement démontré, au sein d'une population institutionnalisée, une réduction significative du risque de fracture du col fémoral par la simple correction du déficit vitamino-calcique.

Comment prévenir les chutes ?

La prévention des chutes au-delà de 75 ans est capitale, car 5 à 10 % d'entre elles se compliquent de fractures, principalement du col fémoral, dont il faut encore rappeler la gravité extrême chez le senior. Chez les femmes de plus de 75 ans, le risque fracturaire est plus que doublé lorsqu'à une densité osseuse faible s'associe une prédisposition aux chutes. Leur prévention repose sur tout un éventail de mesures, certaines concernant l'individu lui-même et d'autres son environnement.

Corriger les troubles de l'équilibre

Les mécanismes conduisant à la perturbation du sens de l'équilibre, à l'origine des chutes, sont multiples, complexes et mériteraient à eux seuls un ouvrage, probablement bien plus épais et encore plus rébarbatif que celui que vous tenez entre les mains. En bref résumé, les troubles de l'équilibre peuvent être consécutifs à des problèmes cardio-vasculaires, métaboliques ou neurologiques, à des pathologies de l'appareil locomoteur perturbant les capacités de déplacement, ou encore à l'usage immodéré de certains médicaments. Presque toujours, les causes de troubles de l'équilibre et de chutes sont multiples chez un même sujet, rendant leur correction très problématique.

Un bon moyen d'améliorer les performances motrices et le sens de l'équilibre des personnes âgées est, là encore, de les encourager à avoir une activité physique régulière, bien entendu adaptée à leurs capacités. Préconiser la pratique du judo à nos grands-mères aux os fragiles n'est assurément pas une bonne idée, même sur un tatami en plumes d'oie. Mais une activité douce et régulière comme la marche, la danse (plutôt la valse que le rock acrobatique), le vélo ou, pour rester dans le registre extrême-oriental, le Tai-chi, sont des activités tout à fait recommandables chez le sujet âgé.

La balnéothérapie est également une façon privilégiée de travailler l'équilibre : l'eau est un milieu rassurant, sans risque de chute (tout au plus de noyade !).

Bon pied... mais bon œil aussi ! La vue doit être très régulièrement contrôlée, et les lunettes portées le plus souvent possible, dès le lever.

Enfin, certains médicaments susceptibles de favoriser les chutes doivent être limités (neuroleptiques, traitements sédatifs) ou très surveillés (traitements antihypertenseurs, du fait du risque de baisse tensionnelle au passage à la position debout). Si les chutes ne peuvent être évitées, il est possible d'en réduire les conséquences fâcheuses. Dans cette optique ont été inventés des protecteurs externes de hanches, sortes de coussins amortisseurs, intégrés dans un sous-vêtement et placés en regard des hanches. Pas franchement sexy, ces dispositifs ont néanmoins leur utilité, permettant de réduire de moitié le risque de fracture du col fémoral chez les personnes âgées qui les acceptent... et les portent effectivement.

Améliorer les conditions de l'habitat

Le constat selon lequel, à la maison, il n'y a pas que les bibelots qui se cassent quand ils tombent, a conduit à réfléchir à la question suivante : comment réduire au maximum les dangers encourus par les personnes âgées à leur propre domicile ? La domotique est une discipline visant, entre autres, à réduire au maximum les embûches et autres traquenards tendus sous les pas de nos vieillards. Voici quelques conseils de bon sens, pas chers et permettant d'éviter gros :

► Ayez le réflexe d'allumer si vous vous levez la nuit et assurez-vous que votre éclairage soit suffisant dans toute la maison.

► Au réveil, asseyez-vous quelques instants sur le bord de votre lit avant de vous lever, et chaussez vos lunettes avant de poser le pied par terre.

► Pour ce pied justement, le chaussage est essentiel : les souliers les plus adaptés sont fermés, assurant au pied un maintien correct, et munis de semelles antidérapantes. Rangez au placard mules et charentaises, de même que vos escarpins de bal à semelles glissantes et à talons hauts.

► Le sol sur lequel vous posez votre pied bien chaussé a également son importance : pas de surface mouillée ou glissante (carrelage, parquet, linoléum...) et un recours généreux aux systèmes antidérapants (grillage, double face...) sous carpettes et tapis.

► La salle de bains est une pièce aussi indispensable qu'hostile et potentiellement dangereuse pour la personne âgée : des barres d'appui astucieusement placées et des tapis antidérapants dans la douche et la baignoire la rendront aussi inoffensive qu'un rocking-chair.

► Les escaliers sont également des « lieux de perdition » : ne les cirez pas et équipez-les de rampes de chaque côté. D'une manière générale, réduisez au maximum la fréquentation de vos escaliers, surtout pour monter au grenier ou descendre à la cave, pièces peu sûres car bien souvent trop sombres.

► Modérez vos pulsions de bricolage et de rangement : ne montez pas sur une chaise (souvent branlante) ou un tabouret (toujours instable) et préférez-leur un escabeau avec marches larges et antidérapantes, et si possible main courante.

► Enfin, sans tomber dans la « zénitude », libérez-vous assez d'espace pour vous déplacer avec facilité et sécurité dans votre habitation. N'encombrez pas vos sols et escaliers d'objets sur lesquels vous pourriez trébucher (plantes, guéridons, rallonges électriques, jouets des petits, etc.). Quant à vos inséparables Médor et Mirza, inculquez-leur calme et discipline, sous peine d'empaillement, ou préférez-leur perruches et poissons rouges, moins démonstratifs certes mais également moins susceptibles de vous faire trébucher.

7

Comment refaire de l'os ?

> « Par elle-même, la consultation ne m'intéresse qu'à demi : c'est un art un peu rudimentaire, une sorte de pêche au filet. Mais le traitement, c'est de la pisciculture. »
>
> Jules Romains, *Knock.*

Il ne s'agit plus ici de se battre pour conserver sa masse osseuse, mais de tout faire pour regagner de l'os et sortir de la zone dangereuse afin de se mettre à l'abri du risque de fracture. Dans ce contexte, la situation la plus fréquente correspond à la découverte de chiffres alarmants de masse osseuse, en lombaire et/ou en fémoral, à l'occasion d'un dépistage ostéodensitométrique. Ailleurs, les chiffres ne sont pas encore dans la zone rouge, mais ils l'affleurent et coexistent avec un ou plusieurs facteurs de risque. Quelle que soit la situation, il faut à tout prix « refaire de l'os » et s'éloigner de la zone à risque. Cette démarche n'est pas vaine : il existe des moyens médicamenteux efficaces pour positiver votre bilan osseux. Ceux-ci ne vous dispensent en aucune façon de vos sages résolutions alimentaires et sportives, mais ils les complètent. En 2004, le traitement de l'ostéoporose « densitométrique » (de même que celui de l'ostéoporose déjà fracturaire) repose sur trois options :

— l'inévitable traitement hormonal substitutif ;
— les bisphosphonates ;
— les SERM.

Mais avant d'aborder ces traitements, permettez-moi de vous rapporter une bien triste affaire, qui prouve, une fois de plus, le bien-fondé de la vigilance dès lors que l'on devient prescripteur : le rôle d'apprenti-sorcier est décidément bien peu acceptable en médecine.

Le fluor : grandeur et décadence

Le constat ne manquait pas d'astuce : les individus vivant dans certaines régions du monde aux eaux naturellement riches en sels de fluor sont pourvus d'un squelette particulièrement dense. Il devenait alors bien tentant de faire profiter de cette « découverte » nos ostéoporotiques « aux os de verre ». De fait, le fluor, utilisé cette fois « scientifiquement », a fait montre d'un exceptionnel pouvoir stimulant sur l'activité ostéoblastique de construction osseuse, avec des gains spectaculaires de masse osseuse lors des suivis densitométriques. C'était oublier un peu vite l'essentiel : le but principal d'un médicament anti-ostéoporotique n'est pas de produire de beaux résultats densitométriques, mais bien de réduire le risque de fracture. Ce but est en tout cas le seul digne d'intérêt pour un patient à risque dont, il faut le reconnaître, les chiffres de densité osseuse ne constituent que le cadet de ses soucis.

Malheureusement, la réalité a rejoint la fiction la plus pessimiste : non seulement les sels de fluor n'ont jamais pu éviter les fractures vertébrales, mais on a assisté à une efflorescence de fissures osseuses et de fractures, notamment du col fémoral. Cette discordance entre scores densitométriques flatteurs et exécrables résultats cliniques était le reflet d'un os certes plus dense mais ayant perdu ses propriétés de relative souplesse (on parle de plasticité) et de résistance aux contraintes mécaniques. Abandonnés par les prescripteurs au début des années 1990, la réévaluation du rapport bénéfice/risque des sels de fluor par l'AFFSAPS a conduit à la suspension de leur AMM (Autorisation de mise sur le marché) en janvier 2002.

Morale de cette histoire : une amélioration densitométrique sous traitement, c'est bien, mais une réduction du risque de fracture, c'est beaucoup mieux, et les médicaments actuellement à votre disposition assurent, c'est promis, une amélioration parallèle de la densité osseuse et des résultats cliniques.

Le traitement hormonal substitutif

Il n'est pas question de revenir ici sur les controverses actuelles concernant le THS. Signalons simplement que, si la substitution estrogénique est une attitude logique pour la préservation du capital osseux à la ménopause, elle est également capable d'améliorer le sort des patientes déjà ostéoporotiques. Que la perte osseuse ne soit « que » densitométrique ou qu'elle soit déjà à l'origine de fractures, le THS permet d'augmenter la masse osseuse et de réduire la survenue de nouvelles fractures dès la première année de traitement.

Les bisphosphonates

Ce sont des analogues synthétiques des pyrophosphates, qui entrent eux-mêmes dans la composition du tissu osseux. De ce fait, les bisphosphonates ont une affinité remarquable et exclusive pour l'os, au sein duquel ils persistent plusieurs années du fait d'une durée de vie très longue. Ces médicaments ont un mode d'action bien connu :

ils diminuent l'activité et la durée de vie des ostéoclastes « mangeurs d'os », réduisant du même coup la destruction osseuse. Ces puissants inhibiteurs de la résorption osseuse représentent actuellement les agents médicamenteux anti-ostéoporotiques les plus efficaces.

Utilisés par voie orale, les bisphosphonates ont un inconvénient de taille : leur absorption par la muqueuse digestive est dérisoire, seulement 0,5 à 1 % du médicament ingéré étant effectivement absorbé. Leur puissance est cependant telle que cette faible quantité absorbée suffit à assurer les effets osseux attendus. À condition qu'ils soient pris strictement à jeun : au mieux au réveil, une demi-heure avant le petit déjeuner et avec un grand verre d'eau pauvre en calcium. Car si le médicament est ingéré au cours d'un repas, ou simplement avec un autre breuvage que de l'eau (comme du thé, du café ou un jus d'orange), son absorption digestive devient quasi nulle, de même que son efficacité.

La tolérance des bisphosphonates est globalement excellente, exception faite de quelques rares désagréments digestifs : diarrhée, ballonnements, douleurs abdominales. Le seul effet secondaire grave consiste en une inflammation de l'œsophage (ou œsophagite), qui peut être prévenue par une simple précaution : ne pas se recoucher (donc rester assis ou debout) dans la demi-heure suivant la prise du médicament, afin d'éviter la remontée du comprimé de l'estomac vers l'œsophage.

En résumé, une demi-heure de patience... pour faire de vieux os !

À l'heure où j'écris ces lignes, trois bisphosphonates sont officiellement autorisés (ils ont l'AMM !) pour le traitement de l'ostéoporose post-ménopausique :

— l'étidronate (Didronel® 400) ;
— l'alendronate (Fosamax® 5, 10 et 70) ;
— le risédronate (Actonel® 5 et 35).

Encore faut-il s'entendre sur le terme « ostéoporose post-ménopausique ». Si vous avez une « densitométrie » limite et plusieurs facteurs de risque associés, ou déjà une ostéoporose densitométrique, vous avez le droit, et à mon avis le devoir, d'exiger un traitement efficace afin d'éviter les fractures... et vous l'obtiendrez. Mais dame Sécurité sociale, je le répète, ne l'entend pas toujours de cette oreille : pour avoir accès à ces traitements, vous devez déjà avoir subi au moins une complication fracturaire... et vous aurez alors droit au remboursement (à 65 %, la mutuelle faisant le reste). Si vous n'avez pas encore eu de fracture, traitez-vous préventivement si vous le souhaitez, mais pas de remboursement, et ces médicaments sont chers. En pratique, et fort heureusement, les médecins-conseils sont de plus en plus tolérants et étendent facilement les indications des bisphosphonates aux ostéoporoses non encore fracturaires, mais de vieux réflexes restent toujours possibles !

Le Didronel®

Il a longtemps été le seul bisphosphonate indiqué en France (mais pas aux États-Unis, où il s'est toujours heurté au refus de l'intraitable Food and Drug Administration) dans le traitement de l'ostéoporose vertébrale fracturaire. Il se prescrit en cures cycliques trimestrielles : Didronel® pendant 14 jours (400 mg, soit un comprimé par jour) puis calcium (1 gramme/jour) pendant 2 mois et demi, et « rebelote ».

En fait, le seul vrai mérite du Didronel® est d'avoir permis d'entrouvrir la porte de la classe des bisphosphonates. Car, à dire vrai, ce produit n'a jamais fait la preuve d'une grande activité anti-ostéoporotique. Son efficacité modérée sur les chiffres densitométriques lombaires s'accompagne d'une modeste réduction du risque fracturaire vertébral par rapport au placebo, et d'une prévention nulle des fractures du col fémoral. Autrement dit, ce médicament, dont l'usage a été longtemps recommandé faute de mieux, devrait maintenant définitivement disparaître dans les oubliettes de l'histoire au profit des deux bisphosphonates de nouvelle génération, Fosamax® et Actonel®, beaucoup plus efficaces et faciles à manier.

LE FOSAMAX®

Disponible en France depuis 1997, le Fosamax® a constitué une percée majeure dans le traitement préventif et curatif de l'ostéoporose post-ménopausique (OPM). Il est commercialisé sous trois dosages : 5 mg/jour, 10 mg/jour et 70 mg/semaine.

Le Fosamax® 5 mg est relativement peu utilisé, ses indications étant restreintes à la prévention de l'OPM chez les femmes à haut risque et dans celle de l'ostéoporose cortisonique. Le principal handicap du Fosamax® 5 mg est son absence systématique de remboursement.

Le Fosamax® 10 mg est en revanche abondamment prescrit dans le traitement de l'OPM, avec succès puisqu'il permet de réduire de 50 % le risque de fracture vertébrale et du col fémoral après trois ans de prise (par comparaison au placebo). Cette réduction du risque fracturaire est significative dès la fin de la première année de traitement. La durée de ce traitement doit être, classiquement, d'au moins trois ans. Mais elle peut être beaucoup plus prolongée si les contrôles densitométriques l'exigent : une étude révèle ainsi des gains persistants de masse osseuse, même après dix ans de traitement par Fosamax®. Le Fosamax® 70 mg, dernier-né de la gamme, a été conçu, chères lectrices, pour améliorer votre confort, et donc votre adhésion au traitement. Ses indications sont les mêmes que celles du Fosamax® 10 mg, et l'efficacité de ces deux présentations, comme leur tolérance, sont rigoureusement identiques. La seule différence, mais elle est de taille, réside dans la fréquence des prises : tous les jours pour le comprimé à 10 mg, une seule fois par semaine pour celui de 70 mg. Pas négligeable quand on suit rigoureusement, et il le faut, les consignes, certes un peu contraignantes, de prise de ce médicament.

Signalons enfin, pour être complet, que le Fosamax® a également fait ses preuves dans le traitement de l'ostéoporose masculine, pour laquelle le remboursement est acquis, comme chez la femme, lorsqu'il y a déjà eu fracture.

L'ACTONEL®

Disponible en France depuis quatre ans, il est commercialisé sous deux dosages :

— Actonel® 5 mg quotidien ;

— Actonel® 35 mg hebdomadaire.

Sa tolérance est identique à celle du Fosamax®, comme le sont ses conditions de prise. Alors, Fosamax® ou Actonel® ? La guerre (commerciale) fait rage entre ces deux molécules, dont l'efficacité est en réalité assez proche. Pour les départager, disons que le Fosamax® bénéficie d'une solide expérience, privilège de l'ancienneté. Sur la prévention du risque fracturaire fémoral, le Fosamax® semble plutôt plus efficace que l'Actonel® à trois ans. En revanche, la réduction du risque de nouvelles fractures vertébrales semble plus importante et surtout plus précoce, dès le sixième mois de traitement, avec Actonel®. Bref, une guerre de chiffres, dans laquelle vous n'avez pas à entrer, sauf à vouloir absolument connaître les tourments de la crise migraineuse.

L'Actonel® a également l'AMM pour la prévention de l'ostéoporose cortisonique.

Pour terminer, précisons que le recours à ces bisphophonates suppose une supplémentation calcique concomitante (mais pas au même moment de la journée, j'espère que vous l'avez bien compris).

Les SERM

Les SERM (ou modulateurs sélectifs des récepteurs aux estrogènes) représentent une classe médicamenteuse très judicieuse et pleine de promesses dans la prise en charge de l'ostéoporose post-ménopausique. Pour l'instant, le seul représentant de cette classe en France est le raloxifène (Evista®, Optruma®), prescrit à raison d'1 comprimé de 60 mg par jour. Le raloxifène n'est pas tombé du ciel. Il est le digne descendant du tamoxifène, utilisé depuis longtemps comme traitement adjuvant du cancer du sein et qui avait déjà montré d'intéressantes propriétés de réduction de la perte osseuse post-ménopausique chez les utilisatrices. Le principal inconvénient de cet « ancêtre » est l'augmentation du risque de cancer de l'utérus, risque que ne fait pas courir le raloxifène.

Qu'est-ce qu'un SERM ?

C'est, très simplement, un médicament doué des mêmes propriétés que les estrogènes sur l'os (inhibition de la résorption ostéoclastique), mais de propriétés inverses sur le sein et l'utérus : autrement dit, une molécule possédant les avantages du THS sur le squelette, sans ses inconvénients sur l'utérus et surtout le sein. Bien au contraire ! L'action anti-estrogène du raloxifène sur le tissu mammaire se traduit par une réduction très significative du risque de cancer : après quatre ans de traitement par Evista®, le risque de cancer du sein diminue en effet de 75 % par rapport aux femmes n'en prenant pas.

Comment agit le raloxifène ?

Dans le climat actuel de polémique concernant le THS, une légitime interrogation porte sur les conséquences éventuelles du raloxifène sur le cœur et les vaisseaux. Comme le THS, ce dernier multiplie par trois le risque de phlébites, mais, à l'inverse, semble plutôt réduire le risque d'accidents cardiaques et vasculaires, en particulier chez les patientes à haut risque. Une grande étude est d'ailleurs en cours pour confirmer cet effet protecteur, qui serait lié en partie à une amélioration du profil lipidique (cholestérol et triglycérides).

Cependant, la justification première du raloxifène n'est pas vraiment la protection contre le cancer du sein ou les maladies cardio-vasculaires, mais bien le traitement préventif et curatif de l'ostéoporose post-ménopausique. À cet égard, les résultats sont intéressants, mais moins qu'avec les bisphosphonates. Après trois ans de traitement, le risque fracturaire vertébral est réduit de 50 % chez les femmes avec ostéoporose densitométrique et de 30 % chez celles ayant déjà subi un premier tassement vertébral. Sur la prévention des fractures extravertébrales, en particulier du col fémoral, l'efficacité du raloxifène est quasiment nulle.

L'indication officielle de ce traitement concerne la prévention et le traitement de l'ostéoporose, mais il n'est remboursé (à 65 %) par la Sécurité sociale qu'en cas d'ostéoporose déjà fracturaire, comme les bisphosphonates.

Si le raloxifène est paré de (presque) toutes les vertus, signalons tout de même quelques effets secondaires, mineurs et en général transitoires : crampes des mollets, œdème des chevilles. Enfin, ce traitement n'a aucun effet bénéfique sur les symptômes climatériques, en particulier les bouffées de chaleur, qu'il a plutôt tendance à favoriser.

Et pourquoi pas des associations de traitements ?

En effet, des médicaments dont les modes d'action, les cibles et les effets indésirables sont différents peuvent être utilisés conjointement, en cas d'ostéoporose sévère nécessitant « de mettre le paquet ». Dans ce contexte, des associations THS-bisphosphonates ou raloxifène-bisphosphonates peuvent être utilisées avec succès, avec addition de leurs effets anti-ostéoporotiques respectifs. Bien entendu, si vous avez bien suivi, vous admettrez qu'une association THS-raloxifène est une véritable aberration. Et pourtant, l'adjonction de doses « homéopathiques » d'estrogènes à un traitement par raloxifène peut être proposée, en cas de bouffées de chaleur invalidantes induites par ce dernier.

Quel traitement pour quelle femme ?

Cette question est fort complexe, puisque la femme n'est pas un dérivé clonal. Autrement dit, votre squelette (et ce qu'il y a autour...) n'a probablement pas les mêmes besoins que celui de votre voisine, ni même que celui de votre sœur : la prise en charge de votre éventuelle déperdition osseuse à la ménopause suppose un traitement très individualisé, « à la carte ». Restons donc dans la généralité : le risque ostéoporotique augmente régulièrement avec l'âge et on peut, très arbitrairement, découper la post-ménopause en trois phases :

► *De 50 à 60 ans*, le traitement le plus logique de la perte osseuse, essentiellement préventif à cet âge, repose, une fois de plus, sur le traitement hormonal substitutif. Il prévient efficacement l'ostéoporose et corrige également les désagréments de la privation estrogénique. Mais surveillance oblige... Si le THS est contre-indiqué, refusé ou rapidement abandonné, le raloxifène représente alors une alternative très opportune. Il prévient efficacement la perte osseuse vertébrale, principal souci dans cette tranche d'âge, avec « la cerise sur le gâteau » que constitue la protection contre le cancer du sein et, possiblement, les accidents cardio-vasculaires.

► *De 60 à 70 ans*, le THS reste toujours envisageable, mais si vous l'avez déjà pris pendant dix ans, la balance bénéfice/risque penche dangereusement du mauvais côté. L'intérêt du raloxifène ne se discute plus si vous avez une perte osseuse modérée et principalement vertébrale. Si votre densitométrie est franchement inquiétante, notamment au col fémoral ou si, *a fortiori*, vous avez déjà été victime d'une fracture vertébrale, c'est plutôt du côté des bisphosphonates (Fosamax® ou Actonel®, *exit* Didronel®) qu'il faudra vous tourner.

► *Au-delà de 70 ans*, le risque de fracture du col fémoral augmente régulièrement et devient le souci numéro 1. Si vos résultats densitométriques confirment une perte osseuse inquiétante à ce niveau, vous devrez sans ambiguïté recourir à un bisphosphonate, voire à une association bisphosphonate + THS à très faibles doses (ou raloxifène).

Quelle surveillance ?

La surveillance d'un traitement anti-ostéoporotique doit porter sur son efficacité espérée, mais également sur sa tolérance.

Votre traitement est-il efficace ?

La meilleure preuve de l'efficacité d'un traitement de l'ostéoporose est, bien sûr, l'absence de survenue de fractures. Lorsque, fort heureusement, aucun événement fracturaire ne vient justement remettre en question le bien-fondé de votre traitement, la surveillance de son efficacité est biologique et surtout densitométrique.

La baisse des marqueurs biologiques de construction et de destruction osseuse, dans votre sang et vos urines, permet d'évaluer précocement, dès le troisième mois, votre réactivité au traitement reçu (voir page 84). Plus tardivement (après au moins dix-huit mois de traitement), mais plus précisément, la densitométrie osseuse de contrôle permet, par comparaison à l'examen préthérapeutique de référence, de chiffrer votre augmentation de densité osseuse.

Parfois, l'ostéodensitométrie ne met pas en évidence d'augmentation significative de votre masse osseuse. Les plus optimistes penseront, avec raison, que cette stabilité sous traitement est toujours préférable à une poursuite de la perte osseuse, et se consoleront en espérant une amélioration qualitative, à défaut d'être quantitative. Enfin, chez moins de 15 % des patients, dits « non-répondeurs », la densité osseuse continue à chuter malgré le traitement, ce qui constitue pour le moins une excellente motivation à en changer.

Y trouvez-vous plus d'avantages que d'inconvénients ?

Toujours le fameux rapport bénéfice/risque ! Concernant le THS, tout a déjà été écrit plus haut sur l'indispensable surveillance gynécologique, en particulier mammographique, que sa mise en route suppose. La notion plus récente de complications cardio-vasculaires auxquelles il semble exposer justifie sûrement une meilleure sélection des patientes avant traitement (pression artérielle, ECG, facteurs de risque cardio-vasculaires) et une réévaluation régulière sous traitement.

Le raloxifène et les bisphosphonates, n'exposant qu'à des désagréments généralement mineurs et transitoires, ne demandent donc pas de surveillance particulière, autre que clinique. Enfin, la supplémentation vitamino-calcique, classiquement associée aux traitements précédents, ne pose pas de problèmes notables de tolérance. Une surveillance du taux de calcium urinaire (calciurie des 24 heures) est néanmoins conseillée, un excès exposant au risque de lithiases urinaires (calculs).

8

C'est cassé...

« Qui prévient le moment l'empêche d'arriver. »

André CHENIER, *Damalis.*

Mais tout n'est pas perdu ! Vos médecins ne vous laisseront surtout pas tomber (avec les risques que cela suppose pour votre squelette...) mais mettront au contraire les bouchées doubles pour vous éviter une nouvelle mésaventure. En effet, le traitement d'une fracture ostéoporotique suppose, évidemment, le traitement de la fracture elle-même, mais aussi (j'allais dire surtout) la prévention d'autres complications.

Comment soigner la fracture ?

Le poignet et le col du fémur

Le traitement des fractures du poignet et du col fémoral est orthopédique : plâtre ou ostéosynthèse (clou, plaque vissée) dans le premier cas, prothèse fémorale (prothèse de Moore) ou prothèse totale de hanche le plus souvent dans le second. Dans les deux cas, le risque est de se limiter au seul traitement de la fracture, au détriment du traitement de fond de la maladie ostéoporotique. Soyez avertie de cette possible négligence de mes chers collègues chirurgiens orthopédiques, pour qui la fermeture du foyer opératoire clôt souvent le débat, aux dépens de l'avenir de votre fragile squelette.

La fracture vertébrale

Le traitement d'un tassement vertébral est, au contraire, purement médical. Le but est double : atténuer rapidement les douleurs et remettre rapidement le patient sur pieds.

Soulager la douleur

La douleur lombaire ou dorsale peut être si intense qu'elle devient difficilement compatible avec la poursuite des activités habituelles et peut obliger à l'alitement. Dans ce cas, l'alitement ne doit pas, si possible, excéder une à deux semaines et impose, surtout pour les personnes âgées et fragiles, la prévention de certaines complications potentiellement graves (escarres, phlébites). De plus, n'oubliez pas que l'immobilisation est, en soi, une cause de perte osseuse accélérée.

Que l'alitement soit ou non nécessaire, le recours aux traitements antalgiques est une évidence, sans hésiter à recourir aux antalgiques morphiniques pour une durée brève.

Parfois, il peut être intéressant de recourir à la classe médicamenteuse des calcitonines, administrées par injections sous-cutanées ou intra-musculaires (Cibacalcine®, Miacalcic®, Calsyn®), dont l'efficacité antalgique a été démontrée dans les douleurs de la fracture vertébrale ostéoporotique, au prix d'une tolérance malheureusement assez médiocre (nausées, vomissements, bouffées de chaleur). En revanche, l'usage des AINS (anti-inflammatoires non stéroïdiens) n'a aucun intérêt reconnu dans ce contexte.

Dans d'exceptionnels cas de douleur vraiment rebelle, il peut être proposé la réalisation d'une vertébroplastie (ou cimentoplastie vertébrale). Cette technique consiste en l'injection d'un ciment acrylique au sein de la vertèbre fracturée, sous contrôle radiologique, afin de la consolider. La vertébroplastie permet une diminution rapide et notable de la douleur, autorisant le lever. Les complications sont rares (1 % environ), à type d'irritation des racines nerveuses avoisinantes par fuite de ciment. Cependant, un doute demeure quant à la possible augmentation du risque de fracture des vertèbres adjacentes à la vertèbre cimentée.

Et ensuite

Lorsque la phase douloureuse aiguë est passée, la reprise de la marche et des activités antérieures peut justifier le port transitoire d'un corset (ou lombostat), souvent problématique chez les patients les plus âgés.

Les soins de kinésithérapie et de rééducation sont toujours indispensables, en phase aiguë comme au décours.

Ne plus se casser !

Vous connaissez maintenant fort bien les divers moyens médicamenteux justifiés au cours de l'ostéoporose, car ils sont identiques à ceux opposés à l'ostéoporose pré-fracturaire (ou densitométrique). Avant de refermer ce chapitre, deux nouvelles. La mauvaise est que la survenue de cette première fracture est souvent annonciatrice d'autres événements similaires... surtout si on baisse les bras ! Mais la bonne nouvelle, que je me permets de vous rappeler avec joie, est qu'elle vous ouvre le droit au remboursement de vos médicaments. Alors profitez-en et traitez-vous activement !

9

Perspectives d'avenir et espoirs déçus

« On ne subit pas l'avenir, on le fait. »

Georges BERNANOS,
La liberté pour quoi faire ?

« L'avenir n'est pas une amélioration du présent. C'est autre chose. »

Elsa TRIOLET,
Le Cheval roux ou les Intentions humaines.

Les premières sont aussi nombreuses que les seconds, témoignant en tout état de cause d'une activité de recherche foisonnante... avec des résultats plus heureux que d'autres.

Les traitements de demain

Ils ne sont plus du domaine de la science-fiction. Bien au contraire, les nouveaux traitements dont je vais faire état sont à la lisière de la commercialisation, prévue dans le courant des deux prochaines années.

Le ranélate de strontium (RS)

L'affinité du strontium pour le tissu osseux est connue depuis fort longtemps. Récemment, des travaux expérimentaux chez l'animal ont précisé ses effets très originaux sur l'os : il permet simultanément de stimuler l'activité ostéoblastique de construction (comme feu le fluor) et de freiner l'activité ostéoclastique de destruction (à l'instar du THS, des bisphosphonates et du raloxifène), avec un bilan osseux forcément positif.

En pratique, deux études menées sur de grands effectifs de patients ostéoporotiques ont permis de confirmer les espoirs suscités par cette molécule. Après trois ans de traitement par 2 g/jour de RS, le risque de faire une nouvelle fracture vertébrale est réduit de 40 % par rapport au placebo, et celui de se casser le col fémoral de 16 %. Cette réduction du risque fracturaire est manifeste dès la première année de traitement et s'accompagne, on s'en doute, d'une amélioration des scores densitométriques, surtout à la colonne vertébrale. La tolérance du RS est excellente, les effets secondaires se limitant à une possible diarrhée en début de traitement.

En résumé, un mode d'action original, pour des résultats très prometteurs sur le risque de fractures vertébrales, et également extravertébrales.

La parathormone (PTH)

Peut-être votre esprit critique est-il encore assez aiguisé pour vous faire bondir à l'évocation d'un possible traitement de l'ostéoporose par la PTH ? En effet, nous l'avons vu, l'excès de sécrétion de parathormone par les glandes parathyroïdiennes est une cause bien établie d'ostéoporose secondaire (voir page 37), par le biais d'une stimulation de l'activité des ostéoclastes. Tout cela reste vrai, mais la recherche pharmaceutique, souvent friande de paradoxes, a permis d'établir que cette même hormone (ou précisément un fragment de la PTH), utilisée à faibles doses et de façon intermittente en injections sous-cutanées quotidiennes a, à l'inverse, une action stimulante sur les ostéoblastes « bâtisseurs d'os », sans toucher aux ostéoclastes.

Cette belle découverte a été confirmée au plan clinique. La PTH, administrée à des patientes ostéoporotiques ayant déjà subi un tassement vertébral, permet de réduire le risque de nouvelle fracture vertébrale de 65 % par rapport au placebo après deux ans de traitement, et celui de fracture non vertébrale de 59 %.

La tolérance de la PTH est bonne : quelques nausées et maux de tête en début de traitement, augmentation transitoire et modérée du taux sanguin de calcium.

Les principaux problèmes liés à ce traitement sont, d'une part, son mode d'administration (plutôt contraignant de se piquer tous les jours), et, d'autre part, son coût. Pour ces deux raisons, il est probable que le recours à la PTH se limite aux ostéoporoses les plus sévères, ou à celles ayant résisté à des traitements plus conventionnels. Pour ces mêmes raisons, des études sont en cours pour évaluer l'intérêt de traitements « séquentiels », alternant par exemple PTH et bisphosphonate. À suivre...

Les nouveaux bisphosphonates

L'élaboration récente de bisphosphonates extrêmement puissants, l'ibandronate et le zolédronate, tous deux administrés par perfusions intraveineuses brèves (moins de 15 minutes), permet d'envisager une forme très intéressante de traitement de l'ostéoporose. L'inhibition remarquablement prolongée de l'activité ostéoclastique obtenue par ces deux molécules permet en effet une administration très sporadique : une perfusion par trimestre pour l'ibandronate... et une seule perfusion annuelle pour le zolédronate. Les quantités utilisées sont faibles et les effets secondaires modestes (syndrome pseudogrippal, avec fièvre et douleurs musculaires, très inconstant et transitoire). Pour l'instant, ces produits ont donné la preuve de leur efficacité sur les marqueurs biologiques et les scores densitométriques. Des travaux sur leurs effets antifracturaires sont en cours. Mais, d'ores et déjà, le « traitement-minute » de l'ostéoporose peut être raisonnablement envisagé.

DHEA, estrogènes végétaux, etc. : les espoirs déçus

La tibolone (Livial®)

La tibolone est une « hormone » stéroïdienne de synthèse possédant des propriétés estrogéniques, progestatives et même androgéniques faibles en fonction des tissus considérés. La seule indication actuellement reconnue est la correction des symptômes liés à la ménopause (ou symptômes climatériques). Depuis fort longtemps, l'intérêt de la tibolone en prévention de la perte osseuse est évoqué. De fait, à la dose de 2,5 mg par jour pendant deux ans, le Livial® procure d'incontestables gains densitométriques au rachis et à l'extrémité supérieure du fémur, assez comparables à ceux obtenus avec un THS.

Le problème est qu'aucune étude correcte n'a permis de traduire ces résultats prometteurs en termes de réduction du risque fracturaire clinique. Ces études ont-elles été réalisées, avec des conclusions décevantes, ou n'ont-elles jamais eu lieu ? La question reste posée, mais, pour l'instant, le Livial® ne figure toujours pas dans la liste officielle des traitements préventifs de l'ostéoporose post-ménopausique.

Les phytoestrogènes

Ce sont des substances d'origine végétale, dont la structure est apparentée à celle du 17 β estradiol. Cette homologie de structure permet leur liaison aux récepteurs estrogéniques, avec une affinité cependant cent fois plus faible que les « vrais » estrogènes. Ces phytoestrogènes, répondant aux noms barbares de isoflavones (et leur dérivé : l'ipriflavone), coumestans et lignanes ont, sur la base des quelques données actuellement disponibles, une activité quasiment nulle sur le tissu osseux.

Plus inquiétant, nous n'avons les concernant aucune idée précise sur les risques qu'ils pourraient faire courir chez des patientes ayant des antécédents de cancer du sein ou de maladies cardio-vasculaires. En bref, on sait que ces produits actuellement en vente libre n'ont probablement aucun intérêt, mais on ne connaît toujours pas, faute d'études correctes, leurs éventuelles capacités de nuisance.

Méfiance donc vis-à-vis de ces « compléments alimentaires » jusqu'à plus ample informé... qui n'arrivera probablement jamais !

La DHEA

De nos jours, pas d'ouvrage consacré à la santé sans une allusion, plus ou moins appuyée, à cette « fontaine de Jouvence » des temps modernes qu'est la déhydroépiandrostérone ou DHEA. La déception sera sans doute cruelle pour les (trop) nombreux adeptes de cette nouvelle pilule miracle : la DHEA n'a jamais fait la preuve d'une quelconque efficacité significative sur la prévention de l'ostéoporose. Plus précisément, aucune étude sérieuse n'a démontré le moindre intérêt sur l'évolution des scores densitométriques, et il n'existe aucune donnée fiable sur le risque de fracture.

En revanche, un risque accru de cancer du sein sous DHEA est loin d'être exclu, contre-indiquant l'association THS/DHEA. À ce propos, il serait franchement coupable, au plan osseux en tout cas, de remplacer THS par DHEA, comme on le voit faire un peu trop souvent. Finalement, le seul effet vraiment démontré de la très médiatique DHEA serait une discrète augmentation de la libido chez les femmes au-delà de 70 ans, effet certes essentiel mais ne justifiant à mon avis pas l'extravagante (et très lucrative !) promotion accordée à cette molécule.

10

Idées fausses et vrais conseils

> « Les idées doivent se compenser, se contraster, s'équilibrer et même se détruire réciproquement. »
>
> Miguel DE UNAMUNO, *Essais.*

L'information médicale délivrée au « grand public », dont vous êtes, souffre volontiers d'une ambivalence chronique, à laquelle la maladie ostéoporotique n'échappe pas. En effet, cette information est à la fois bien faite puisque, pour beaucoup, vous connaissez l'existence de cette maladie et ses complications, et imparfaite (ou mal comprise... donc mal expliquée), car de nombreuses notions, pourtant essentielles, restent pour vous confuses.

Ce petit chapitre reprend les interrogations les plus communément exprimées en consultation. Pour certaines d'entre vous, les plus nombreuses j'espère, il ne s'agira que de redondances (tant mieux !) ; pour les autres, je m'accorde une dernière tentative pédagogique, qui sera, à n'en point douter, la bonne.

« *L'ostéoporose fait mal* »

Faux… sauf quand ça casse. Et encore, rappelez-vous que deux tassements vertébraux sur trois sont asymptomatiques, c'est-à-dire qu'ils se constituent sans aucune douleur, la perte progressive de taille devenant alors la seule manifestation visible. C'est précisément là tout le danger de la maladie ostéoporotique qui, tel le cancer, évolue insidieusement jusqu'à l'irréversible. D'où l'intérêt, sans cesse répété, du dépistage densitométrique de votre « meilleure ennemie silencieuse ».

Pour autant, vous êtes nombreuses à vous plaindre de votre colonne vertébrale et à redouter l'existence de fractures ostéoporotiques. Ces angoisses sont, en soi, salutaires car elles vous amènent à réaliser radiographies et ostéodensitométrie qui, parfois, confirmeront malheureusement vos craintes. Mais dans la majorité des cas, ces examens soulageront votre anxiété, en révélant certes des anomalies, mais bien banales et parfaitement attendues : pincement de disques et becs de perroquet, c'est-à-dire des lésions liées à l'arthrose, mais de tassements vertébraux point. Le distinguo entre ostéoporose, maladie grave de l'os, et arthrose, maladie bénigne et quasi physiologique du cartilage articulaire, est essentiel, car la confusion entre ces deux pathologies est fréquente, alors que tout les oppose… sauf le terrain de survenue.

« *J'ai un bon T-score, donc je ne crains rien* »

L'ostéodensitométrie peut être définie comme « le moins mauvais examen de dépistage de l'ostéoporose ». Et non le meilleur, puisqu'il n'apporte qu'une estimation quantitative de la masse osseuse, ce qui est déjà appréciable, mais néglige complètement l'aspect qualitatif du tissu osseux.

De plus, la baisse quantitative de la masse osseuse estimée par la densitométrie osseuse (le fameux T-score) est un facteur de risque d'ostéoporose... parmi d'autres : l'âge, un antécédent personnel ou maternel de fracture, un faible indice de masse corporelle sont également des facteurs de risque indispensables à prendre en considération pour la décision thérapeutique. L'interprétation de cet examen s'intègre donc obligatoirement dans une évaluation beaucoup plus globale, justifiant pleinement l'existence de vos médecins. Prenez l'exemple d'Yvette (voir page 19) : un examen densitométrique tout à fait rassurant n'a pas empêché la survenue d'une fracture vertébrale quelques jours plus tard, de même qu'un électrocardiogramme normal ne vous protège en rien d'un possible infarctus du myocarde en sortant du cabinet de votre cardiologue.

L'inverse est vrai également : un T-score faible n'est pas une condamnation sans appel à la fracture imminente, mais un bon signal d'alarme dont il faut évidemment tenir compte.

En bref, je vous en conjure, ne cherchez pas à faire votre propre diagnostic, il ne pourrait qu'être erroné. Laissez ce soin à vos médecins, dont c'est après tout le métier et qui, si j'ose dire, n'ont que ça à faire...

« *Les traitements à la cortisone sont mauvais pour les os* »

À peine prononcé en consultation, le mot « cortisone » vous fait frémir, quand il ne vous fait pas fuir. Et il est vrai que les corticoïdes peuvent être potentiellement nuisibles à l'intégrité de votre squelette. Encore faut-il s'entendre sur la notion de traitements par cortisone.

Ce n'est pas une infiltration (ni même deux ou trois), pas plus qu'une corticothérapie de quelques jours pour un lumbago ou une bronchite, qui feront fondre votre squelette comme un sucre dans un verre d'eau. Ces corticoïdes à faible dose, injectés localement ou prescrits sur une période brève, sont aussi inoffensifs pour vos os que peut l'être, à ma connaissance, le jus de radis noir.

Ce sont les traitements prolongés plusieurs mois et à fortes doses, délivrés pour traiter des maladies inflammatoires chroniques, qui s'avèrent dangereux pour votre squelette. À cet égard, l'ostéoporose cortisonique est un bon exemple de la nuance qu'il faut apporter à l'interprétation densitométrique.

En effet, plusieurs études ont révélé la survenue de fractures chez des patientes dont le T-score n'était pourtant pas si catastrophique, compris entre –1,5 et – 2,5 SD. Ce risque de fracture excessif est précisément lié au fait que l'ostéoporose cortisonique associe à une baisse quantitative de masse osseuse d'importantes altérations de la micro-architecture, que le T-score densitométrique ne reflète évidemment pas. Pour cette raison, la décision de prévention thérapeutique de l'ostéoporose est volontiers prise pour des T-scores inférieurs à – 1,5 SD (et non – 2,5 SD « comme d'habitude ») chez les patientes ménopausées recevant une corticothérapie prolongée.

« *Le calcium fait grossir !* »

Sinon par une augmentation effective et souhaitée de votre masse osseuse, non perceptible par votre balance je vous rassure, on ne voit pas très bien par quels mécanismes le calcium pourrait modifier votre courbe de poids. Pourtant, vous êtes nombreuses à l'incriminer à l'origine de vos désolantes fluctuations pondérales, vous amenant à restreindre vos apports calciques et à refuser le principe d'une supplémentation médicamenteuse. Funeste erreur, pour de multiples raisons susmentionnées.

Cependant, si vous prenez du poids rien qu'en regardant votre assiette et que le calcium n'est pas responsable, que se passe-t-il donc ? Trois coupables méritent votre ire : les perturbations hormonales inhérentes à votre ménopause, votre alimentation et votre manque d'activité. Il est vrai que la chute des estrogènes à la cinquantaine s'accompagne volontiers d'une prise de poids, inconstamment corrigée par la substitution hormonale, qui peut même l'aggraver. Contre cela, je vous l'accorde, rien à faire. Vous pouvez néanmoins limiter les dégâts, par une bonne « stratégie » alimentaire et par la reprise (ou mieux encore, la poursuite) d'une activité physique régulière.

Concernant l'alimentation, je vous rappelle qu'il est possible de « manger » du calcium sans vous surcharger en inutiles calories, par la consommation de produits laitiers allégés en graisses, dont le contenu en calcium est inchangé. Quant à votre paresse, la balle est dans votre camp.

« *Malheur aux maigres !* »

Alors que l'on vous rabat sans cesse les oreilles sur les dangers de l'obésité, ce qui est parfaitement justifié, j'arrive avec mes gros sabots de rhumatologue pour vous affirmer que les maigres sont plus exposées au risque d'ostéoporose que les « bien enveloppées ». En effet, un faible indice de masse corporelle (rapport poids/taille au carré) est un facteur de risque considéré comme majeur de maladie ostéoporotique, et s'associe en général à une densité osseuse basse et à un risque accru de fractures du col du fémur.

Pour quelles raisons ? Parce que la graisse est une usine de fabrication et de stockage d'estrogènes, dont les bénéfices osseux ont été longuement détaillés.

Alors, s'il vous faut choisir entre obésité et ses conséquences (cardiovasculaires, articulaires, pulmonaires... et esthétiques) et minceur avec risque ostéoporotique, laissez-moi vous guider : optez pour la solution intermédiaire, et rien ne pourra alors vous atteindre.

Conclusion

Parvenu(e) au terme de cet opuscule, vous savez maintenant tout (ou presque) de la maladie ostéoporotique et de ses méfaits. Si j'osais un souhait, ce serait assurément celui de vous avoir convaincu(e) de quelques faits d'importance, que je me permets une ultime fois de vous rappeler :

— la fréquence de l'ostéoporose, dont le caractère insidieux doit encore être souligné ;

— sa gravité, cette maladie pouvant réellement mettre en jeu votre pronostic vital ;

— l'intérêt de son dépistage densitométrique qui, s'il ne peut être systématique, doit néanmoins bénéficier de larges indications ;

— le recueil méthodique des éventuels facteurs de risque de cette maladie, qui ne survient pas tel un coup de tonnerre dans un ciel serein, mais s'avère au contraire plus ou moins prévisible ;

— enfin, l'existence actuelle de traitements efficaces, capables de prévenir les fractures, avec des espoirs certains quant à l'arrivée prochaine de nouveaux médicaments.

Tout est donc dit, et c'est maintenant à vous de jouer : dépistez-vous, et traitez-vous si nécessaire, afin de faire mentir les sinistres extrapolations statistiques dont on vous menace. L'ostéoporose ne doit pas passer par vous !

Adresses utiles

Sociétés médicales

Société française de rhumatologie (SFR)
Pavillon Layani, hôpital de la Pitié-Salpêtrière, 75651 Paris CEDEX 13
Tél. : 01 45 86 30 58 — fax : 01 45 86 33 59
www.sf-rhumato.org

Association française de lutte antirhumatismale (AFLAR)
2, rue Bourgon, 75013 Paris
Tél. : 01 45 80 30 00

Société française d'orthopédie et de chirurgie traumatologique (SOFCOT)
56, rue Boissonade, 75014 Paris
Tél. : 01 43 22 47 54 — fax : 01 43 22 46 70
www.sofcot.com.fr

Groupe de recherche et d'information sur les ostéoporoses (GRIO)
Centre d'évaluation des maladies osseuses — hôpital Cochin
27, rue du faubourg Saint-Jacques, 75014 Paris
Tél. : 01 58 42 25 84 — fax : 01 44 07 01 07
www.grio.org

Société française d'ostéodensitométrie clinique (SOFOC)
Place de Verdun, 11100 Narbonne
Tél. : 04 48 32 12 13 — fax : 04 68 65 56 81
www.sofoc.org

Évaluation des soins

Agence nationale d'accréditation et d'évaluation en santé (ANAES)
159, rue Nationale, 75640 Paris CEDEX 13
Tél. : 01 42 16 72 72 — fax : 01 42 16 73 73
www.anaes.fr

Association de malades

Association française de lutte contre l'ostéoporose (AFLO)
Résidence « L'Éolienne »
6, boulevard de 1830, 11100 Narbonne
Tél. : 08 00 57 90 15

Cet ouvrage a été mis en pages
par Nord Compo à Villeneuve-d'Ascq
et imprimé par **Bussière Camedan Imprimeries**
à Saint-Amand-Montrond (Cher)
pour le compte d'Odile Jacob
en mars 2004

Dépôt légal : mars 2004
N° d'édition : 2-7381-1403-X
N° d'impression : 041048/4

Imprimé en France